首都医科大学附属北京佑安医院

临床护理千问千答

主编◎马迎民　张莉莉

U0302021

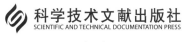
科学技术文献出版社
SCIENTIFIC AND TECHNICAL DOCUMENTATION PRESS

·北京·

图书在版编目（CIP）数据

临床护理千问千答/马迎民，张莉莉主编. －－北京：科学技术文献出版社，2024.6. －－ISBN 978-7-5235-1432-0

Ⅰ．R47-44

中国国家版本馆 CIP 数据核字第 20247YW984 号

临床护理千问千答

策划编辑：蔡　霞　　责任编辑：蔡　霞　　责任校对：张永霞　　责任出版：张志平

出　版　者	科学技术文献出版社	
地　　　址	北京市复兴路 15 号　邮编　100038	
编　务　部	（010）58882938，58882087（传真）	
发　行　部	（010）58882868，58882870（传真）	
邮　购　部	（010）58882873	
官 方 网 址	www.stdp.com.cn	
发　行　者	科学技术文献出版社发行　全国各地新华书店经销	
印　刷　者	北京地大彩印有限公司	
版　　　次	2024 年 6 月第 1 版　2024 年 6 月第 1 次印刷	
开　　　本	710×1000　1/16	
字　　　数	91 千	
印　　　张	12.75	
书　　　号	ISBN 978-7-5235-1432-0	
定　　　价	68.00 元	

《临床护理千问千答》编委会

主　编　马迎民　张莉莉

副主编　崔　璨　李秋云　杨建昆

编　委（按姓氏笔画排序）

王　璇	王艺霏	王海萍	井学敏	吕　婧	吕　源
朱海燕	全晓丽	刘　博	刘　颖	刘　静	刘志芳
刘晓丽	刘菲菲	刘璐璐	刘耀芃	闫　茗	孙楠楠
李　颖	李　靖	李玉华	李金星	杨　丽	杨白露
杨红霞	宋燕明	张　淼	谷艳梅	苗文静	赵亚莉
高美霞	郭　淼	曹梦如	梁铜玲	曾　媛	

主编简介

马迎民　中共党员、医学博士、主任医师、教授、博士研究生导师。首都医科大学附属北京佑安医院党委副书记、院长；北京市肝病研究所所长；北京市中西医结合传染病研究所所长；北京市性病防治所所长；佑安肝病感染病专科医疗联盟理事长；中国医院协会传染病医院分会主任委员。兼任中华医学会呼吸病学分会第九届委员会危重症医学组委员、北京药理学会抗感染药理专业委员会主任委员、中国药学会药物临床评价研究专业委员会副主任委员、中国药理学会治疗药物监测研究专业委员会常务委员、北京药理学会第四届理事会常务理事、中国医药教育协会感染疾病专业委员会常务理事、北京医学会呼吸病学分会第九届委员会副主委、北京医学会过敏（变态）反应学分会常务委员、中国抗癌协会第九届理事会理事、《中华结核和呼吸杂志》编委等。

毕业于中国人民解放军第四军医大学，先后在中国人民解放军总医院、首都医科大学附属北京世纪坛医院、首都医科大学附属北京朝阳医院工作。从事呼吸内科各种疾病的诊治及烟草控制与戒烟工作。擅长呼吸与危重症医学、呼吸衰竭的临床救治与研究，尤其是肺部肿瘤和肺间质疾病的临床诊治。

作为负责人相继承担科技部重大项目、国家自然科学基金、北京市中医药科技发展资金项目、北京市卫生系统"十、百、千社区卫生人才"专题支持项目、首都医学发展科研基金项目、北京市科技计划课题（"首都特色"专项）、国家科技支撑计划课题、北京市医院管理中心"扬帆计划"重点项目以及北京市科学技术委员会、中关村科技园区管理委员会的首都特色、首都培育等课题的研究工作。先后获得军队科学技术进步二等奖两项、三等奖一项，国家科学技术进步二等奖一项。

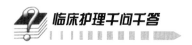

主编简介

张莉莉　中共党员，主任护师，研究生，副教授，硕士研究生导师，首都医科大学附属北京佑安医院护理部主任。兼任中华护理学会传染病护理专业委员会副主任委员、北京护理学会传染病专业委员会主任委员；中国性病艾滋病防治协会艾滋病护理与个案管理专业委员会常务委员、秘书；北京市护理质控中心专家；北京护理协会常务理事；北京市科学技术委员会、中关村科技园区管理委员会科技项目评审专家库评审专家；北京市医院管理中心"张莉莉母婴阻断护理工作室"领军人；第二批及第三批"组团式"援藏医疗人才，曾任拉萨市人民医院护理部主任；西藏自治区省级助产士规范化培训基地培训专家；北京市医院创新管理与技术应用协会护理创新管理与应用专业委员会秘书长；北京医学会鉴定专家；《中华护理杂志》编委；《中华现代护理杂志》编委；《护理管理杂志》编委；《中西医结合护理》杂志常务委员、传染与感染专栏主编。

从事传染病护理和护理管理及护理教学30年，曾多次参加突发及新发传染病的救治，创建北京市医院管理中心第一批以护理专家命名的"张莉莉母婴阻断护理工作室"，在2003年SARS、2008年手足口病、2020年新型冠状病毒感染等传染病的临床护理管理、教学培训、医院感染管控等工作中发挥重要作用。

近5年，主持科研课题10项，其中，省部级项目4项，局级项目4项；在SCI收录的期刊发表论文9篇，在核心期刊发表论文20篇，发明专利7项，参与编写书籍6本。

前　言

2023 年是全面贯彻落实党的二十大精神的开局之年，面对新形势、新任务、新挑战，首都医科大学附属北京佑安医院护理部坚持以习近平新时代中国特色社会主义思想为指导，在医院各级领导和科室的大力支持下，以党建为统领，以质量为目标，以文化为先导，以服务为核心，紧紧围绕"健康中国"的战略目标和"十四五"全国护理事业发展规划的要求，大力加强临床护士基本理论、基本知识和基本技能的培训，创新培训方法、拓展培训领域，不断强化业务能力，改善护理服务，提升护理质量，提高护理人员整体素质和护理管理水平。

首都医科大学附属北京佑安医院护理部组织教学组及科室护士长编写了《临床护理千问千答》，本手册以临床最新护理规范和工作要求为指导，参考大量权威文献和行业规范，并融入临床一线护理工作者的宝贵经验汇编而成，旨在全面提升护理人员的整体护理及服务水平。本手册包括护理基础、内科护理、外科护理、妇产科护理、专科护理以及院感知识等内容，详细阐释了临床护理工作需要掌握的专业和专项知识，既强调各专业的重要原则，也关注工作细节，重点突出对临床护理工作的指导性和实用性，可为广大护理工作者提供有价值的参考和专业指导。

九层之台，起于累土。本手册从点滴处指导，以期细致规范临床护理工作，提高护理业务水平，强化护理安全管理。希望护理同人求真务实、脚踏实地、锐意进取，以优质的护理质量推动医院高质量发展。

目　录

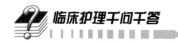

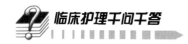

护士规范

1. 护士在工作中要做到哪 5 个一样？

答：①干部和群众一样；②生人和熟人一样；③工作忙和闲一样；④领导在和不在一样；⑤白班和夜班一样。

2. 护士操作时为防止差错事故，应严格执行什么制度？

答：应严格执行查对制度。

3. 护士执行临时医嘱或口头医嘱时要注意严格执行哪些规章制度？

答：要严格执行讲、重、查三条规章制度。①讲：要求医生讲清楚；②重：护士听后要重复一遍；③查：执行口头医嘱或临时医嘱时一定要和第三者查对，并留下应用注射药物的安瓿，以便再次核对。

4. 护士在护理患者时要做到二心、三不怕，请说出具体内容？

答：二心：细心、耐心；三不怕：不怕脏、不怕累、不怕麻烦。

5. 护士在护理工作时要做到哪五点？

答：护士在护理工作时要做到严、细、勤、查、想五点。

严：严格执行规章制度、严格按操作流程办事。

细：细致观察病情变化。

勤：勤巡视昏迷危重患者。

查：查岗位责任制完成情况。

想：接班后想一下本班工作，做到心中有数；下班时想一下有无遗漏的工作。

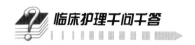

6. 护士戴圆顶工作帽有什么规范要求？

答：帽子不能遮住眉毛，不能怕戴高帽。上班不做头发，不顶卷。

7. 护士戴燕帽有什么规范要求？

答：护士戴燕帽应做到以下几条。

①戴燕帽时，帽子两翼不应用卡子，保持帽子两翼稍外翻，似燕子飞翔状态；②长发用发网盘起使发不过肩，扎成马尾发型戴燕帽既不规范又不雅观，可梳成发髻，戴燕帽给人一种整洁感；③前发刘海儿不宜过长、过高。

8. 护士上班穿鞋有什么规范要求？

答：护士上班应穿白色软底工作鞋，不能穿高跟硬底鞋，不能拖拉着鞋；穿凉鞋时要穿袜子。

9. 护士上班为什么不能佩戴首饰？

答：为防止交叉感染，因此护士上班不能戴手链、戒指等装饰品，可以化淡妆。

10. 当护士和患者讲话时，态度上应注意做到哪些？

答：当护士和患者讲话时应注意做到态度和蔼，耐心听患者诉说病情，有问必答，不带污言。

第二章

基础部分

第一节　基础知识

11. 什么叫 pH？

答：pH 是用来表示溶液酸碱度的一种指标，或是指溶液氢离子浓度的负对数。

12. 体液包括哪些成分？

答：体液包括细胞内液、细胞间液、血浆。

13. 正常人体液总量占体重的多少？

答：正常人体液总量占体重的 60%。细胞内液占体重的 40%；细胞外液占体重的 20%，细胞外液包括血浆和细胞间液。

14. 正常人体内新陈代谢活动必须保持哪 4 个方面的动态恒定？

答：① 体液的总量和其分布保持恒定；②体液中各种电解质的浓度及彼此间的比例保持恒定；③体液的渗透压保持恒定（280～320 mOsm/L）；④体液的酸碱度保持恒定（pH：7.35～7.45）。

15. 什么叫渗透压？

答：当两种不同浓度的溶液，置于一容器内并用一个半透膜隔开时（半透

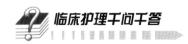

膜只允许水分子通过，溶质不能通过），由于溶质微粒对水有一定的吸引力，故高浓度溶液中的溶质把水从低浓度溶液中吸引过来，即水自低浓度溶液流向高浓度溶液。通常把这种促使水流动的吸引力称作渗透压。

16. 什么叫晶体渗透压、胶体渗透压？

答：血浆总的渗透压是由两部分组成的，一部分是由低分子化合物〔主要是无机盐等（如钾、钠）〕引起的，称为晶体渗透压；另一部分是由高分子化合物（如血浆蛋白）引起的，称为胶体渗透压。

17. 什么叫等渗溶液、低渗溶液、高渗溶液？

答：两种相同浓度的溶液，渗透压相同，称两者为等渗溶液，如常用的生理盐水或5%葡萄糖溶液与血浆之间渗透压相等，将血细胞放入其中不会发生因渗透压不同所致的溶血，故医学上称为等渗溶液（等张溶液）。

比血浆渗透压低的叫低渗溶液，如蒸馏水等。

比血浆渗透压高的溶液叫高渗溶液，如0.9%以上的氯化钠溶液等。

18. 什么叫脱水？引起脱水的主要原因是什么？

答：临床上将失水、失盐泛指为脱水，但严格地讲，脱水应指机体水分的丢失和溶质浓度的上升。

引起脱水的原因主要是体液丢失过多（由于呕吐、腹泻、大汗、利尿、胃肠减压、肠瘘、灼伤后创面渗液、腹腔漏出、渗出和肠梗阻等）或摄入液体量不足。

19. 何谓高渗性脱水、等渗性脱水、低渗性脱水？

答：①高渗性脱水：丢失的水多于盐，细胞外液渗透压高于细胞内液，因此细胞内液进入细胞外液而致细胞内脱水。常见于急性腹泻伴高热、多汗而饮水不足者。②等渗性脱水：体液中水和电解质丢失基本平衡，细胞内、外液的渗透压差异不大。常见于急性胃肠炎、婴幼儿腹泻、胃肠减压等大量丢失消化液的患者。③低渗性脱水：丢失的盐多于水，细胞外液不仅容量减少，而且渗透压也低于细胞内液，因此细胞外液的水分进入细胞内。常见于长期禁盐而又反复使用利尿剂的患者，如慢性肾炎、慢性充血性心力衰竭的患者。

20. 何谓水中毒？

答：体内水分潴留过多，而盐分相对较少，过多的水则进入细胞内，形成细胞水肿，此时称为水中毒。根据体液渗透压的不同，体液过多可分为三种：第一种为高渗性体液过多或盐中毒，极少见；第二种为等渗性体液过多，即通称的水肿，较常见；第三种为低渗性体液过多，即水中毒，也较少见。

21. 什么叫微循环？它的基本功能是什么？

答：小动脉与小静脉之间的微细血管中的血液循环称为微循环。

它的基本功能是实现物质交换，即向各组织细胞运送氧气和养料，带走组织细胞代谢所产生的废物。

22. 什么叫休克？

答：休克是急性循环功能不全所致的一组综合征，常是临床各种严重疾病的并发症。其发生的基本原因是有效循环血容量不足，引起组织器官的微循环灌注不良。临床上表现为四肢厥冷、面色苍白或发绀、血压下降（收缩压 < 80 mmHg）、脉搏快弱、尿量减少、烦躁不安、反应迟钝、神志模糊，甚至昏迷死亡。

23. 休克的分类及病因？

答：低血容量性休克（失血性休克）：因大量失血（内出血或外出血）、失水（呕吐、腹泻等）、严重创伤引起的大量血液、血浆、水分的丢失，使血容量突然减少，致使回心血量减少，心输出量随之急剧减少而导致的休克。常见于消化道大出血、内脏破裂、大血管破裂等。

创伤性休克：创伤后大量失血及组织破坏后分解产物的释放与吸收，引起毛细血管扩张和通透性增加，有效循环血容量进一步减少，导致重要脏器灌注量不足而引起的休克。常见于胸腹部创伤、血气胸、骨折、颅脑损伤等。

感染（中毒）性休克：革兰氏阴性杆菌（大肠埃希菌、绿脓杆菌）感染产生的内毒素，或革兰氏阳性球菌（金黄色葡萄球菌、肺炎双球菌、溶血性链球菌）感染所产生的外毒素，以及病毒、霉菌等，都可引起感染性休克。常见于大面积烧伤、脓毒败血症等。

心源性休克：由各种心脏病变使心肌收缩功能急剧减退或舒张期充盈不足而造成心输出量减少所致。常见于急性心肌梗死、急性心肌炎、严重心律失常等。

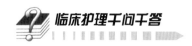

过敏性休克：患者对某些药物或生物制品产生速发型过敏反应而引起的休克。过敏反应是外来的抗原物质作用于人体产生相应的抗体，抗原抗体作用后由致敏细胞释放出血清素、组织胺、缓激肽等物质，使周围血管扩张，毛细血管床扩大，血容量相对不足，再加上血浆渗出，血压下降而最终发生休克。如青霉素过敏性休克等。

神经性休克：由于神经作用，周围血管扩张，有效循环血容量相对不足而引起的休克。常见于外伤、剧痛、寒冷、恐惧、脊髓损伤或麻醉等。

24. 休克过程中，微循环改变分为哪几个阶段？

答：可分为 4 个阶段：①缺血性缺氧阶段；②滞留性缺氧阶段；③弥散性血管内凝血阶段；④器官衰竭阶段。

25. 休克的主要临床表现有哪些？

答：休克可分为 3 期，3 期的临床表现不尽相同。

休克早期：患者神志清楚，但烦躁不安，面色苍白，四肢湿冷，伴轻度发绀，皮肤花斑，出冷汗，心率增快，血压正常或偏低，脉压缩小，尿量减少。

休克中期：表情淡漠，反应迟钝，意识模糊，面色青灰，发绀加重，脉细弱，血压下降，脉压明显缩小，口渴明显，少尿或无尿。

休克晚期：由弥散性血管内凝血和广泛内脏器质性损害引起出血和衰竭的临床表现，如皮肤黏膜广泛出血、呕血、便血等，心、脑、肾、肾上腺皮质功能衰竭，急性呼吸衰竭。

26. 严重休克患者为什么无尿？

答：严重休克患者可发生微循环功能的严重障碍，引起组织灌注极度不足。此时肾血流量明显减少，以致肾缺血，肾素增多，引起了肾血管进一步收缩，肾小球滤过更为减少甚至停止，造成少尿或无尿。与此同时，休克引起的肾实质损伤亦加重了少尿或无尿的程度。

27. 休克患者为什么要观察尿量？

答：休克患者单位时间内尿量可以直接反映休克的程度，如每小时尿量达 30 mL 以上是休克缓解的可靠指标，不足 30 mL 就要采取积极治疗措施。

28．何谓弥散性血管内凝血？

答：在休克、感染、创伤、肿瘤等许多疾病发展过程中，微血管内（主要是毛细血管和小静脉内）可发生广泛的纤维蛋白沉积和血小板聚集，即广泛地形成微血栓，称为弥散性血管内凝血（disseminated intravasular coagulation，DIC）。

29．什么叫抗原？什么叫抗体？

答：能够刺激机体产生免疫反应，并能受免疫反应排斥的物质叫作抗原。抗原具有两种性能：一种是免疫原性，即能刺激机体产生免疫物质——特异性抗体和致敏淋巴细胞；另一种是反应原性，即能与机体内相应的抗体和致敏淋巴细胞发生反应。

机体接受抗原刺激后，在体液中出现的特异性免疫球蛋白，叫作抗体。抗体同样具有特异性，只能和相应的抗原发生反应。

抗原与抗体是一对矛盾，矛盾的双方是互相依存的。没有抗原的刺激，抗体就不会产生，有了抗体而没有抗原，抗体也就不起作用了。

30．常见的抗原有哪些？抗体有哪些？

常见的抗原：①类毒素；②卡介苗；③青霉素（半抗原）；④麻疹疫苗。

常见的抗体：①免疫球蛋白；②胎盘球蛋白；③免疫球蛋白 E(IgE)；④白喉抗毒素；⑤破伤风（抗毒素）。

31．什么叫变态反应？

答：变态反应就是人体受某些抗原物质刺激后引起的一种过强的免疫反应。此种反应造成了组织损伤、生理功能紊乱等一系列病理生理过程。例如，注射青霉素发生哮喘或过敏性休克，服用某些药物后引起血细胞减少，这都属于变态反应。

32．何谓免疫？

答：免疫是机体识别和排除非己抗原性异物，以维持内部环境平衡和稳定的生理功能。免疫包括防御、自身稳定、免疫监视三种功能。

33．什么是体液免疫、细胞免疫？

答：体液免疫：人体接受病原微生物等抗原物质的刺激后，使体内具有免疫

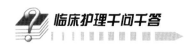

功能的淋巴细胞转化、增殖成为浆细胞，浆细胞可产生特异性的免疫球蛋白，称为抗体，抗体分布于体液内，有特异性的免疫作用。这种由体液内抗体产生而引起的免疫，叫作体液免疫。

细胞免疫：在病原微生物等抗原物质的刺激下，人体内一些具有免疫功能的淋巴细胞可被抗原致敏，并发生转化、增殖形成致敏淋巴细胞。这些致敏淋巴细胞遇到曾经使它致敏的抗原物质时，就能释放出多种淋巴因子，产生特异性细胞免疫作用。

34. 什么是免疫抑制剂？

答：人体的免疫反应具有两重性：抵抗感染，保护人体，这是对人体有利的一面；损伤组织，引起疾病，是对人体不利的一面。在临床上遇到对人体不利的免疫反应时，可选用一些治疗方法抑制这种免疫反应，阻止或抑制免疫反应而起治疗作用的制剂称为免疫抑制剂。

35. 何谓人工被动免疫？

答：将已有免疫的人或动物的血清注射给易感者，使之能够迅速获得免疫力，称为人工被动免疫，但其维持的时间不长，如破伤风抗毒素、白喉抗毒素、胎盘球蛋白及免疫球蛋白等。

36. 何谓疫苗？

答：将减弱了毒性的病原体或其代谢产物接种于人体内，能刺激人体自动产生免疫力，这种物质称为疫苗，如麻疹疫苗、卡介苗等。

37. 病理情况下浆膜腔内渗出液与漏出液形成的机制有何不同？各举一种临床常见的疾病。

答：人体的体腔（胸腔、腹腔和心包腔等）在生理状态时含有少量液体，借以滑润浆膜，减少摩擦。在病理情况下体腔可产生大量液体，按其性质的不同，可分为渗出液和漏出液两种。

渗出液主要是由于感染或理化刺激造成浆膜组织的血管通透性增高，使血管内的液体和细胞成分等向外渗出而形成，例如化脓性胸膜炎的胸腔积液。

漏出液是由于浆膜组织的血管内外压力平衡失调，造成血液中水分、电解质及少量蛋白质漏入浆膜腔而形成的。例如，肝硬化时门静脉压力增高，腹腔脏器血液回流受阻，加之淋巴回流受阻，使水分、电解质等向腹腔内漏出，形成腹水。

38. 什么叫缺氧?

答：机体组织器官的正常生理活动，必须由氧化过程供给能量。当组织得不到充分的氧气或不能充分利用氧以进行正常的代谢活动时，叫作缺氧。

39. 何谓发绀? 产生的原因是什么?

答：发绀又称紫绀或青紫，常为缺氧的一种临床表现。发生发绀时，可在皮肤较薄、色素较少、血流较为丰富的部位（如口唇、耳垂、鼻尖、指或趾的甲床）观察到紫蓝色改变。产生的原因大多是缺氧，红细胞中还原血红蛋白浓度增高所致，少数是血液中含有的异常血红蛋白衍化物造成。

40. 什么叫酸中毒? 什么叫碱中毒?

答：酸中毒或碱中毒是指由某些致病因素引起体内酸碱平衡失调，此时血浆内主要缓冲剂（$NaHCO_3 : H_2CO_3 = 20 : 1$）的比值发生变化，造成体液酸碱度（pH）的变化。体液的 pH < 7.35 时为酸中毒，> 7.45 时则为碱中毒。

41. 什么叫胸内负压?

答：胸膜腔内的压力在整个呼吸过程中都低于大气压，即为负压，故称为胸内负压。

42. 什么叫机体代偿?

答：在疾病过程中，有些组织或器官受到损害而发生结构和功能的失常，但机体可通过调动健存的组织，以补偿功能的不足，这个过程叫作机体代偿。

43. 常用的心电图导联有哪些?

答：常用的心电图导联有以下 3 种。①标准导联：Ⅰ、Ⅱ、Ⅲ导联。②加压单极肢体导联：aVR、aVL、aVF 导联。③单极胸导联：V_1、V_2、V_3、V_4、V_5、V_6 导联。

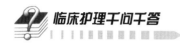

44. 泌尿系统由哪几部分组成？上下泌尿道如何划分？

答：泌尿系统是由左右两侧肾脏、输尿管、膀胱和尿道组成的人体排泄器官。肾脏和输尿管为上泌尿道；膀胱和尿道为下泌尿道。

45. 尿是如何生成的？

答：尿是通过肾小球的滤过作用，肾小管与集合管的重吸收、分泌和排泄作用而形成的。

46. 肾脏通过排尿完成哪几个方面的功能？

答：① 排泄废物和有毒物质；②保持酸碱平衡；③保持水与电解质的平衡。

47. 正常人24小时尿量是多少？日夜尿量的比例是多少？

答：正常人24小时尿量1000～2000 mL，平均为1500 mL。日夜尿量之比是3：1。

48. 何谓多尿、少尿、无尿？

答：多尿：24小时尿量长期在2500 mL以上。

少尿：24小时尿量持续少于400mL。

无尿（尿闭）：24小时尿量少于100 mL。

49. 少尿常见于哪些疾病？发生的原因是什么？

答：①心脏病患者少尿，原因是心力衰竭引起的心排血量减少；②休克患者少尿，原因是微循环障碍，肾灌注不良、滤过减少；③肾病综合征患者常少尿，原因是肾脏本身病变造成的肾脏功能障碍；④肝硬化腹水患者少尿，原因是血浆蛋白降低，血液胶体渗透压下降，水分渗入组织或体腔之中，使血容量减少，肾血流量亦减少。

50. 为什么要求在清晨留取尿标本？

答：因清晨排出的尿，尿量及各种成分的含量均比较稳定，且没有受到饮食的影响，pH最低，有利于保持有形成分（如细胞、管型等）的完整。

51. 代谢性酸中毒的临床表现有哪些？

答：患者精神萎靡，呼吸深长而快（库斯莫尔呼吸），严重者可出现精神恍惚、烦躁，甚至昏迷。

52. 何谓溶血反应？

答：由于各种原因所导致的红细胞异常破坏，血红蛋白散布在血浆中所引起的一系列临床表现。

53. 输血时发生溶血反应的原因有哪些？

答：①输血前红细胞已变质溶解；②输入异型血；③Rh 因子所致溶血。

54. 输血时发生溶血反应的主要症状有哪些？

答：第一阶段：由于红细胞凝集成团，阻塞部分小血管，引起四肢麻木、腰背剧痛、胸闷、发抖、发绀、心悸、血压下降；第二阶段：由于凝集的红细胞发生溶解，大量血红蛋白散布到血浆中，出现黄疸和血红蛋白尿；第三阶段：由于大量的血红蛋白从血浆进入肾小管，遇酸性物质而变成结晶体，临床出现急性肾衰竭，以致少尿，甚至无尿，严重者可发生死亡。

55. 输血中发生溶血反应时，为什么出现黄疸和血红蛋白尿？

答：输血过程中出现黄疸和血红蛋白尿，是由于凝集的红细胞发生溶解，大量血红蛋白散布到血浆中，肝脏不能将大量的间接胆红素代谢掉，因而血液中间接胆红素潴留出现黄疸，同时大量血红蛋白自肾脏排出形成血红蛋白尿（尿呈酱油色）。

56. 输同型血为什么要做交叉配血？

答：因血液除了按照 A、B 凝集原划分为 A、B、O 血型系统外，还有其他凝集原，如 Rh 因子及亚型存在，因此输同型血仍可出现凝集反应，必须先做交叉配血，方可保证输血安全，同时交叉配血还可以起到复查血型的作用。

57. 输血浆时是否要做交叉配血？

答：输血浆时不需要做交叉配血，因为血浆中不含血细胞，无凝集原，因此不会发生凝集反应。

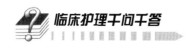

58. 输血时血液中为什么不能加入林格溶液?

答: 因为林格溶液中含有钙剂, 加入血液中, 可致血液凝固。

59. 为什么大量输血后要补充钙?

答: 在采血时, 要加入枸橼酸钠抗凝剂, 枸橼酸钠中的枸橼酸根离子能与血液中的钙离子结合, 形成可溶性络合物, 使血中游离钙离子减少。

采血时每 100 mL 血液中加入 3.8% 枸橼酸钠 10 mL, 每输入 1000 mL 血液后, 应从静脉补充 10% 葡萄糖酸钙 10 mL 或 10% 氯化钙 5 mL。

60. 新鲜血和库存血有何区别?

答: 从血液贮存的时间上来讲, 有以下区别。

新鲜血: 对血液患者来说, 24 小时内所采集的血为新鲜血; 对手术患者或其他原因失血的患者来说, 3 天之内所采集的血为新鲜血。

库存血: 自采血日起, 4 天至 21 天之内的血为库存血。从血液的有形成分上来讲, 有以下区别。

新鲜血: 血液中各种成分齐全, 包括红细胞、白细胞、血小板等。

库存血: 随着贮存时间的延长, 血液中的血小板和细胞成分随之破坏而逐渐减少。就血小板来说, 一般 12 小时后逐渐减少, 48 小时后几乎完全消失, 白细胞中的粒细胞亦然。红细胞破坏后, 细胞内钾离子外移, 故血液内含钾量高。

61. 临床上常用的成分输血包括哪些项目?

答: 常用的成分输血: 白蛋白、冰冻血浆、新鲜血浆、干血浆、血小板、白细胞悬液、凝血酶原复合物、浓缩血小板、压积红细胞、洗涤红细胞、少白细胞红细胞、冰冻红细胞等。

62. 在治疗脱水过程中, 为什么要见尿补钾?

答: 钾主要从肾脏排泄, 在少尿或无尿时, 钾的排泄减少甚至近乎消失, 血钾则会相应增高, 此时则不宜补钾。每小时尿量在 30 mL 以上, 补钾较适宜。

63. 静脉补钾的原则是什么?

答: 静脉补钾的原则是 "四不宜"。

不宜过浓: 一般用 0.15% ~0.3% 的氯化钾溶液静脉滴注较为适宜。不宜过快：通常以每小时不超过 1 g 的速度滴入。不宜过多：一般以每日不超过 6 g 为宜。不宜过早：肾功能不全未纠正前，不要过早补钾，通常的原则是"见尿补钾"。

"四不宜"原则是防止在纠正低血钾时引起高血钾。

64. 腰椎穿刺的穿刺部位在哪里？穿刺时注意什么？

答：穿刺部位在第三、第四腰椎间隙。注意事项包括以下几个方面。

①严格无菌操作，避免感染；②穿刺时要缓慢进针，不可用力过猛，以免断针及损伤马尾神经；③疑有颅内压增高的患者，暂不宜做腰椎穿刺。如果必须做时，在放液时不宜过快，以免有形成脑疝的危险；④在穿刺过程中要注意观察呼吸、脉搏、瞳孔及神志情况，发生异常时应立即停止操作，并进行抢救；⑤脑脊液标本应及早送检，以免影响结果；⑥患者头痛时可给予镇静、止痛或脱水药物。

65. 腹腔穿刺注意点是什么？

答：①穿刺中应注意患者脉搏、呼吸，如有异常情况应报告医生，必要时停止操作，如为血性腹水，应终止放液，仅够送检标本即可；②放液速度不宜过快，放液量每次一般不超过 5000 mL；③如腹水流通不畅，可协助患者转换体位；④腹带不宜包裹太紧，以免影响患者呼吸；⑤注意针孔有无渗液现象，如发现渗液，应及时按无菌操作规范更换敷料，防止感染。

66. 胸腔穿刺常用的部位和选择穿刺点有什么要求？消毒范围是多少？

答：胸腔穿刺常用部位：患侧腋中线 6 ~ 7 肋间，肩胛角下 7 ~ 9 肋间，一般选叩诊浊音最明显的部位。

选择穿刺点的要求：从肋上缘进针，以免损伤肋间血管和神经。

消毒范围：以穿刺点为中心，直径 10 ~ 15 cm。

67. 什么叫反射？

答：反射是指人体内部或外部的各种感受器受到不同的内外环境变化的刺激，通过神经系统（特别是中枢神经系统）的功能而发生的反应。反射的进行必须有五部分结构作基础：感受器、传入神经、神经中枢、传出神经和效应器，这 5 个部分连在一起，叫反射弧。

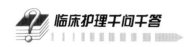

68. 什么叫血脑屏障？

答：脑内的毛细血管壁外面被神经胶质细胞所形成的膜包绕，使血管和神经组织相分隔，这层胶质膜称为血脑屏障。

69. 什么叫嗜睡？

答：指在足够睡眠时间以外，仍处于睡眠状态，对环境的识别能力较差，对各种刺激的反应尚属正常，但较迟缓，能被唤醒并正确回答问话。

70. 什么叫昏迷？

答：患者意识完全丧失，运动、感觉和反射等发生功能障碍，不能被任何刺激唤醒。昏迷可分为深度、中度及轻度。深度昏迷时，许多反射活动均消失，如角膜反射或瞳孔对光反射消失；中度昏迷时对各种刺激均无反应，对剧烈刺激可出现防御反射，角膜反射减弱，瞳孔对光反应迟钝；轻度昏迷时，呼唤不应，对强烈疼痛刺激可有痛觉表情，上述反射均存在。

71. 什么叫惊厥？

答：俗称惊风或抽风，它是由中枢神经系统运动机能紊乱而引起的全身或部分躯体的强直性和阵挛性抽搐。

惊厥的表现有两种：一种是强直性惊厥，即伸肌和屈肌都处于高度紧张状态，但以伸肌占优势，因而出现角弓反张，它的发生主要与皮质下中枢的过度兴奋有关；另一种是阵挛性惊厥，为各肌群同时有节奏地收缩和弛缓，其发生可能与大脑皮质运动代表区的兴奋有关。

72. 什么叫阿－斯综合征？常见于哪些心脏疾病？

答：阿－斯综合征是严重的临床表现，发作时呈现心脏停搏、心室颤动、心室律过缓及室性阵发性心动过速四种形式，使心脏排血暂时停止或显著降低，致使脑部血运中断，脑组织极度缺氧，以致患者表现为严重发绀、短暂意识丧失、四肢抽搐等。故又称为急性心源性脑缺氧综合征。

阿－斯综合征可由许多病因引起，常见的有急性心肌梗死、心肌炎、心肌病、风湿性心脏病、先天性心脏病及洋地黄中毒等，造成严重的房室传导阻滞，使心室率缓慢或因严重心律失常诱发室性心动过速、心室动颤、心脏停搏、左房巨大黏液瘤、左房内球形血栓。因体位改变可突然堵塞二尖瓣口，也可发生此征。

73. 低钾血症有什么临床表现?

答: 血钾低于 3.5 mmol/L 为低血钾。临床表现包括以下几个方面。

中枢神经系统表现:患者倦怠,反应迟钝,嗜睡或烦躁不安,严重者神志不清。

神经肌肉表现:患者全身乏力,头抬不起,眼睑下垂,卧床不能翻身,周身肌肉酸痛,麻木感,尤以四肢肌肉最为突出,若呼吸肌受累,可引起呼吸缓而浅,甚至呼吸困难或呼吸骤停。

消化道表现:食欲不振、恶心、呕吐,严重者有肠麻痹、腹胀或肠梗阻现象。

循环系统表现:以心律失常为主,如期前收缩、心房颤动、心动过速,并出现阿-斯综合征。

74. 高钾血症的临床表现是什么?

答: 血钾超过 5.5 mmol/L 为高血钾。临床表现有以下两点。

神经肌肉表现:早期患者手足感觉异常,四肢苍白,肢体寒冷、疼痛,有时动作迟钝,嗜睡,极度疲乏,亦可因呼吸肌麻痹而造成呼吸困难。

循环系统表现:患者心率缓慢,心音减弱,心律失常,最后出现阿-斯综合征。

75. 哌替啶有什么药理作用?

答: 哌替啶主要作用于中枢神经系统,在治疗量 50~100 mg 时,可产生明显的镇痛、镇静和呼吸抑制等作用。

哌替啶的呼吸抑制作用,对呼吸功能正常者尚无妨碍,但对颅脑损伤、脑脊液压力升高以及肺功能有障碍的患者(如慢性阻塞性肺部疾病),则可能造成生命危险。

哌替啶能兴奋延脑内的催吐化学感受器,并增加前庭器官的敏感性,所以用药后少数患者可出现恶心、呕吐和眩晕。本药还能使垂体抗利尿激素释放而致尿量减少。

76. 吗啡有什么药理作用?常用剂量为多少?

答: 吗啡的药理作用基本上与哌替啶相同,但在镇痛效力、对平滑肌的兴奋作用和成瘾性等方面则较哌替啶强。

吗啡中毒时,瞳孔极度缩小的体征具有重要的诊断意义。吗啡常用量为每次5~10 mg,皮下注射;极量为 60 mg/d,皮下注射。

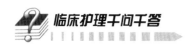

77. 肾上腺皮质激素的药理作用是什么？

答：肾上腺皮质激素分为两类：①盐皮质激素，②糖皮质激素。临床上常用的是糖皮质激素（如可的松、氢化可的松、地塞米松），它主要影响糖和蛋白质的代谢，而对水盐代谢影响小，有抗炎、抗毒、抗免疫、抗休克作用。盐皮质激素对水盐代谢的作用明显，对糖和蛋白质代谢影响较小，制剂有脱氧皮质酮，用以治疗慢性肾上腺皮质功能不全。

78. 使用肾上腺皮质激素时可产生哪些不良反应？

答：①类肾上腺皮质功能亢进症：出现向心性肥胖、满月脸、痤疮、多毛、低血钾、水肿、高血压、血糖升高等症状；②诱发或加重感染；③消化道并发症：肾上腺皮质激素可使胃酸分泌增加，可导致胃、十二指肠溃疡患者病情加重，甚至出现出血和穿孔；④肾上腺皮质功能不全：长期应用肾上腺皮质激素，造成自身肾上腺皮质萎缩，功能减退。长期服用者突然停药时可出现全身不适、肌无力、低血糖等皮质功能不足的症状；⑤长期用药因者中枢兴奋作用而失眠、易激动。

79. 肾上腺素有什么药理作用？

答：使心肌收缩力加强，心率加快，心肌耗氧量增加；使皮肤、黏膜及内脏小血管收缩，但冠状血管和骨骼肌血管则扩张；还有松弛支气管和胃肠道平滑肌的作用。由于本药物具有兴奋心肌、升高血压、松弛支气管等作用，故临床上常用于抢救过敏性休克。

80. 阿托品有什么药理作用？

答：①抑制腺体分泌；②缓解平滑肌痉挛（解痉、止痛）；③扩张血管，能解除迷走神经对心脏的抑制，使心率加快；④散瞳；⑤兴奋中枢神经系统。

81. 重酒石酸去甲肾上腺素与去甲肾上腺素两者之间的剂量关系是什么？

答：重酒石酸去甲肾上腺素 2 mg，其中含重酒石酸 1 mg，去甲肾上腺素 1 mg，即总重量为 2 mg。故重酒石酸去甲肾上腺素 2 mg 实际含去甲肾上腺素为 1 mg。

82. 20%甘露醇静脉滴注时为什么要快速滴入？

答：甘露醇作为小晶体，只有快速进入血液循环才能在血液内造成一个高张环境，提高血浆晶体渗透压，增加血脑之间的渗透压差，使脑组织水分移向血液循环内，从而降低颅内压，减轻脑水肿。如果慢速进入血液循环则不能明显提高血浆晶体渗透压，因而无明显组织脱水作用。

83. 硫酸镁不同的给药途径所起的药理作用有何不同？

答：①口服给药有导泻、利胆作用；②肌内注射或静脉注射能解痉挛、抗惊厥、降血压；③局部湿敷可消肿止痛。

84. 硫酸镁快速静脉注射会产生什么后果？如何急救？

答：硫酸镁快速静脉注射可使血液中的镁离子浓度过高，抑制中枢神经系统和心脏，并阻断运动神经肌肉接头处的反应，引起血压下降、肢体瘫痪及呼吸麻痹。发生以上情况时，应立即停药，静脉注射 10% 葡萄糖酸钙或 5% 氯化钙注射液解救。

85. 为什么静脉注射氨茶碱必须稀释后缓慢注入？

答：静脉注射氨茶碱时，需用 50% 葡萄糖 20 mL 稀释后缓慢推入，一般需 5 分钟以上注射完毕。因为注射过快、浓度过高可引起头晕、心悸、血压骤降等严重反应。

86. 复方氯化钠溶液包括哪些成分？为什么不能用在输血前后冲洗输液器？

答：每 100 mL 复方氯化钠溶液中，含氯化钠 0.85 g，氯化钙 0.03 g，氯化钾 0.03 克。因为复方氯化钠溶液内含钙剂，可致血液凝固，故输血前后不能用其作为冲洗液。

第二节　基础护理

87. 病室的温度多高为宜？室温过高或过低对患者有何影响？

答：病室温度一般以 18～20 ℃为宜。室温过高可影响机体散热而使患者感觉不适；室温过低又可使患者在诊疗或护理时受凉。

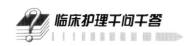

88. 病室的相对湿度多大为宜？湿度过高或过低对患者有何影响？

答：病室的相对湿度应以 50% ~ 60% 为宜。湿度过低时，空气干燥，人体水分蒸发加快，散发大量的热，并能引起呼吸道黏膜干燥、口渴、咽喉痛等；湿度过高时，空气潮湿，体内水分蒸发慢，则患者感到闷热难受。

89. 什么叫相对湿度？

答：在一定温度下空气中所含水蒸气的量与其达到饱和量的百分比，如实际含量为饱和量的一半，则相对湿度就是 50% 。

90. 病室内为什么应经常通风？

答：①通风换气，可借以变换室内的温度和湿度，从而刺激皮肤的血液循环，促进汗液的蒸发及热量的散失，使患者有舒适感；②通风可改善室内污浊的空气，降低空气中微生物的密度，减少呼吸道疾病的传播；③通风可放走污浊的空气，换进清新的空气，避免因污浊空气给患者带来烦躁、倦怠、头晕、食欲不振等不良反应，妨碍患者养病。

91. 患者常用的卧位有几种？

答：①仰卧位：用于全身麻醉、休克的患者，头偏向一侧；②仰卧屈膝位：用于腹部检查；③侧卧位：用于肛门检查、灌肠等；④俯卧位：用于腰背部检查及某些术后，如脊柱手术后，腰背、臀部有伤口不能平卧或侧卧的患者；⑤半坐卧位：用于胸、腹部手术患者；⑥坐位：用于心包积液、支气管哮喘发作等患者；⑦头低脚高位：用于顺位引流和产妇分娩时胎膜早破；⑧头高脚低位：用于抬高头部以减轻颅内压或做头部牵引；⑨膝胸位：用于对结肠、直肠、肛门检查和治疗，产科胎位不正、子宫后倾等；⑩截石位：用于妇科及膀胱镜检查等。

92. 正确卧位在临床上的重要性是什么？

答：正确的卧位，不但使患者感到舒适，减少疲劳，而且能减轻某些患者的症状，又有利于对疾病的检查、治疗及手术。

93. 半卧位的临床意义是什么？

答：①使膈肌下降，减轻对心肺的压迫，因此胸腔扩大，肺活量增加，有利于呼吸，使呼吸困难得到改善；②有利于腹腔引流，使感染局限于盆腔；③减轻腹部伤口的张力，减轻疼痛，有利于伤口愈合；④能减少头部手术后的出血。

94. 急性肺水肿患者应取什么卧位？为什么？

答：应取半卧位，双下肢下垂。因为这样可减少回心血量，以减轻心脏负担。

95. 胸腔穿刺时应如何摆好患者的正确位置？

答：床上坐式：在床上放小桌，桌上放枕头，患者坐在桌前，头伏在枕上，两臂交叉放于头下。

半坐卧式：用靠背架或枕头支撑患者背部，并将患者的手抱头。

椅上坐式：能起床的患者，可以下地，面向椅背，骑跨在椅上，椅背放一薄枕，患者两臂交叉，伏于椅背上。

96. 脊髓穿刺后患者应采取什么卧位？

答：应采取去枕平卧 6 小时，这样可防止颅内压降低，引起的头痛或脑疝形成。

97. 哪些患者需做特殊口腔护理？

答：高热、昏迷、危重、禁食、鼻饲、口腔疾病患者及生活不能自理者。

98. 高热患者为什么需做口腔护理？

答：正常人唾液中含有溶菌酶，具有杀菌作用。高热时唾液分泌减少，舌、口腔黏膜干燥，同时口腔内的食物残渣发酵等，均有利于细菌繁殖而引起舌炎、齿龈炎等。因此必须做好口腔护理，以防止并发症的发生。

99. 何谓饮食疗法？它在治疗上有哪些作用？

答：通过合理的饮食调配，对疾病起主导或辅助作用者谓之饮食疗法，是综合疗法中的一个组成部分。根据患者的需要和消化能力以及疾病的特点，配制适合患者的饮食，使其得到合理的营养，增强机体抵抗力，减轻患病器官的负担，防止并发症的发生，有利于病体的康复。

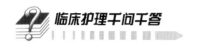

100. 哪些患者应注意蛋白质的供给？

答：发热、结核、贫血、肝炎、大手术、烧伤、脑外伤失血过多或其他慢性消耗性疾病的患者，都需用高蛋白饮食。

101. 哪些患者饮食中的脂肪量应增高？哪些患者应减少？

答：营养不良和体重过轻的患者应增加脂肪的摄入量。肝胆疾病、腹泻、胰腺炎、高血压、冠心病及体重偏高的老年人，应减少脂肪的摄入量。

102. 高热患者为什么要补充营养和水分？

答：高热时，一方面由于迷走神经兴奋性降低，胃肠蠕动减弱，消化液生成和分泌减少而影响消化吸收；另一方面分解代谢增加，蛋白质、碳水化合物、脂肪和维生素等物质大量消耗，导致机体消瘦、衰弱和营养不良；高热还可致水分大量丧失。因此高热患者必须补充高营养易消化的食物，多饮水有利于毒素排泄。

103. 低蛋白饮食适用于哪些患者？每日蛋白量为多少？

答：低蛋白饮食适用于尿毒症、肝性脑病患者。每日蛋白摄入量一般不超过30 g。

104. 肝性脑病患者限制蛋白质摄入的目的是什么？

答：肝性脑病的主要原因是血氨增高。氨主要是食物中的蛋白质，被肠道细菌所分泌的氨基酸氧化酶分解而产生（蛋白质代谢产物）。肝功能严重损害时，肝脏不能通过鸟氨酸循环将氨转变成尿素，然后经肾脏排出体外。故肝性脑病患者限制蛋白质摄入目的为减少氨的产生和吸收，有利于肝细胞再生与恢复。

105. 肾衰竭少尿期为什么要低蛋白饮食？

答：肾衰竭少尿期肾小球滤过率低，肾脏不能把蛋白质的代谢产物排出，使血中非蛋白氮含量增高，氮质血症加重。故只能给予低蛋白饮食。

106. 糖尿病饮食的原则是什么？

答：控制总热量：根据身高、体重、体力消耗算出一天需要的总热量，适当限制每日总热量和碳水化合物的摄入，以减轻胰岛负担。少食含碳水化合物高的食物，如土豆、藕、芋头等；多食含碳水化合物低的食物，如青菜、黄瓜、冬瓜等。

营养元素分布：三大营养物质每日所提供的热量在总热量中所占的百分比，碳水化合物应占 50%～60%，蛋白质占 15%～20%，脂肪≤30%。

107. 急性胰腺炎患者的禁食目的是什么？

答：为避免进食时酸性食糜进入十二指肠促使胰腺分泌旺盛、胰管内压增高、加重胰腺病变，所以早期急性胰腺炎患者应禁食。

108. 临床上采用的试验饮食有哪几种？

答：潜血试验饮食、胆囊造影饮食、干膳食、肌酐试验饮食。

109. 潜血试验饮食的目的及注意事项有哪些？

答：目的是检查大便潜血、协助诊断消化道有无出血性疾病。

注意事项：须在试验前三天内禁服铁剂及禁食肉类、肝类、血类食物及大量绿色蔬菜，以免影响对结果的判断。

110. 为什么高脂肪饮食能协助检查胆囊的收缩功能？

答：胆囊造影时需给予患者高脂肪饮食，因脂肪类食物进入十二指肠后刺激肠黏膜产生胆囊收缩素，引起胆囊的收缩与排空，以协助检查。

111. 何谓要素饮食？

答：要素饮食为可以不经消化而直接吸收的高营养饮食，或称元素饮食，即使在没有消化液的情况下，也可以由小肠完全吸收。其特点是营养价值高，营养成分全面而平衡，成分明确，无渣滓，不含纤维素，有压缩性，排粪少，携带方便，易保存。

112. 病原微生物分几大类？

答：病原微生物分八大类：①细菌；②病毒；③立克次体；④螺旋体；⑤支原体；⑥衣原体；⑦真菌；⑧放线菌。

113. 什么叫芽孢？

答：某些杆菌在一定的环境条件下，由于胞浆和核质的集中，逐渐脱水浓

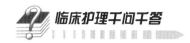

缩，在菌体内形成一个折光性强的圆形或椭圆形的小体，称为芽孢。

114. 什么叫病毒？

答：病毒颗粒很小，以纳米为测量单位，结构简单，寄生性严格，是以复制的方式进行繁殖的一类非细胞型微生物。

115. 病毒分哪几类？

答：①呼吸道病毒，如腺病毒、麻疹病毒等；②肠道病毒，如脊髓灰质炎病毒、胃肠炎病毒等；③肝炎病毒，如甲、乙、丙、丁、戊型肝炎病毒；④痘类病毒，如天花病毒、牛痘病毒；⑤疱疹病毒，如单纯疱疹病毒、水痘 – 带状疱疹病毒等；⑥虫媒病毒，如乙型脑炎病毒、登革病毒等；⑦狂犬病毒；⑧人类免疫缺陷病毒。

116. 扫床要做到一床一套湿扫，擦小桌要做到一桌一巾，其目的、意义为何？

答：扫床要一床一套是为了避免各病床之间的接触污染，湿扫床可以避免或减少尘土飞扬污染空气。擦小桌要一桌一巾是为了避免病房小桌之间的相互污染，其目的主要是做到防止交叉感染。

117. 普通病房的公用护理用具为何也要定期消毒？

答：公用护理用具指的是血压表、听诊器、手电筒、舌钳、开口器等。普通病房的患者虽然不具有传染性，但每个人都带有各自不同的菌种，这些菌种不一定是致病菌，但也应该符合公共卫生要求，因此亦要求做到定期消毒。

118. 何谓清洁、消毒、灭菌？

答：清洁是利用机械的擦洗作用、肥皂的皂化作用和流动清水的冲洗作用，达到去除污垢及局部清洁的作用。

消毒是指杀灭或清除物品上的病原微生物，使之减少到不能再引起疾病。

灭菌是指杀灭全部致病微生物和非致病微生物。

119. 紫外线的消毒原理是什么？

答：紫外线是一种低能量的电磁辐射，当微生物被照射后，可引起细胞内成分（特别是核酸、原浆蛋白与酶）的化学变化，使微生物死亡而达到消毒目的。

120. 紫外线的穿透力很差，表现在哪些方面？

答： 在空气中的穿透力，可受尘粒与湿度的影响。空气中含尘粒多，杀菌效能就会降低；相对湿度增高，杀菌效能也会降低。

在液体中的穿透力，随着液体深度的增加而降低。水中杂质对穿透力的影响更大，溶解的盐类、糖类与各种有机物，均可降低紫外线的穿透力。

对固体物质的穿透力，有些可见光能透过的物体，紫外线不能透过，如玻璃、糊窗纸、聚氯乙烯薄膜、尘土等，都能阻挡紫外线光的透过，而影响其杀菌作用。

121. 紫外线空气消毒时的注意事项是什么？

答： ①灯管表面应每周用酒精纱布轻擦，除去表面的灰尘和油垢，以减少对紫外线穿透的影响；②紫外线光肉眼看不见，灯管放出的蓝紫光并不代表紫外线的强度。应定时测试其强度，以便判断是否达到使用期限，以保证紫外线的杀菌效能；③消毒时房间内应保持清洁干燥，空气中不应有尘土或水雾，温度保持在20 ℃以上，相对湿度不宜超过50%，有效距离在 2 m 以内，消毒时间为 60 ~ 120 min，应在灯亮后 5 ~ 7 min 开始计时；④紫外线不能穿透纸张、布类、玻璃、排泄物、分泌物等，消毒时注意物品必须抖开、翻动。

122. 紫外线对人体有哪些损害？应如何防护？

答： 紫外线对眼睛有刺激，直视 30 s 能引起刺激症状，剂量大些可引起紫外线光眼炎，故照射时不应直视灯管，必要时卧床患者眼部可覆盖毛巾、纱布，工作人员可戴黑眼镜以保护眼睛。

紫外线对皮肤有刺激，在 1 m 远处照射 1 ~ 2 min，可使皮肤产生红斑，必要时患者应盖床单，工作人员穿防护服。

紫外线在空气中形成臭氧，臭氧过多可使人中毒，轻则出现呼吸加快、变浅、胸闷等症状；重则脉快、疲倦、头痛，持续停留 1 h 以上，可发生肺气肿。故当有人在场的情况下，紫外线灯连续照射不宜超过 2 h。

123. 紫外线输出强度（输出功率）的合格标准应是多少？其强度测定方法有哪几种？

答： 输出功率的合格标准为新灯管不低于 $100~\mu W/cm^2$，旧灯管低于 $70~\mu W/cm^2$

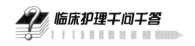

应更换新灯管。

强度测定方法有以下几点。

紫外线强度测试仪：将测试仪放于距离紫外线灯管下 1 m 处，荧光光度计垂直对准紫外线灯管，照射时间 1～2 min。通过测定紫外线产生的荧光强度来判断紫外线灯的强度（$\mu W/cm^2$ 作为强度的单位）。

紫外线测试卡：将测试卡试纸放于紫外线灯管下 1 m 处，直射 1 min，通过三苯基甲烷染料的衍化物溶液在紫外线光下的变色（白色→紫色）与标准色卡相对比，标准色卡上各种深浅紫色代表各个不等的强度，以此测得紫外线的强度。

紫外线灯管使用时间：用记录紫外线灯管使用时间的方法来估计紫外线灯的强度，由于灯管出厂时的强度没有精确的标准，故只能作为参考。

124. 高压蒸汽灭菌法的作用原理是什么？

答：高压蒸汽灭菌是利用高压和高热进行灭菌，其杀菌力强、功效高，不仅能杀灭一般细菌，对具有顽强抵抗力的细菌芽孢均有杀灭作用。适用于耐热耐湿的一切物品的灭菌，是物理灭菌法中最理想、最有效的灭菌方法。

125. 环氧乙烷的性能及其灭菌原理是什么？

答：环氧乙烷是一种无色透明的液体，其沸点为 10.8 ℃，冰点为 −111.3 ℃，在常温常压下为无色气体。

灭菌原理：环氧乙烷对微生物蛋白质的烷基化阻碍了酶的代谢而致微生物死亡。对各种细菌繁殖体、芽孢、霉菌、病毒等均有强大的杀灭作用，是一种广谱高效的气体灭菌剂。

126. 化学消毒剂的作用原理是什么？

答：化学药物渗透到细菌体内使菌体蛋白凝固变性、干扰细菌酶的活性、抑制细菌代谢和生长、损害细胞膜的结构、改变其渗透性、破坏其生理功能等，从而起到消毒作用。

127. 使用化学消毒剂浸泡消毒物品时应注意什么？

答：根据物品的性能，选择合适的化学消毒剂。

严格掌握消毒剂的有效浓度、浸泡方法和时间。

未污染的干净物品，浸泡前将物品洗净擦干，以便物品能更好地和药液充分接触，同时避免水分影响药物的有效浓度；已被污染的物品，应直接将脏物放入消毒液中浸泡，做初步消毒后，取出洗净、擦干，再做第二次浸泡或高压灭菌（初泡的目的在于避免污染物的扩散）。

物品应全部浸泡在消毒液面下，器械的轴节要打开，有空腔的物品要将消毒液注入腔内。

为确保消毒液的有效浓度，容器应加盖，并定期更换消毒液。

浸泡消毒后的物品，使用前应用无菌生理盐水冲净，以免药液刺激机体组织。

128. 含氯消毒剂的杀菌原理是什么？

答：消毒剂溶于水中可产生次氯酸者，称为含氯消毒剂。含氯消毒剂溶于水中，产生的次氯酸愈多，其杀菌力愈强，故其杀菌机制以次氯酸作用为主。杀菌机制包括以下几个方面。

次氯酸作用：消毒剂所含的氯在水中形成次氯酸，作用于菌体蛋白质。

新生氧作用：次氯酸分解形成新生态氧，将菌体蛋白质氧化。

氯化作用：消毒剂中含有的氯直接作用于菌体蛋白质。

129. 含氯消毒剂使用时注意事项是什么？

答：①配制溶液应先测定有效氯含量；②消毒纺织品或金属制品时，使用浓度不宜过高，作用时间不宜过长，消毒后尽快用水清洗，去除残余药液，以减轻腐蚀与漂白作用；③室内喷洒消毒时，工作人员应戴防护口罩，消毒完毕通风后再进入室内；④药物贮存于密闭容器内，放置在阴凉、干燥、通风处，减少有效氯的丧失；⑤配液时应用冷水，以免其受热分解。每天更换消毒液，以保证杀菌效能。

130. 乙醇的杀菌原理是什么？

答：①破坏细菌蛋白质的肽键，使之变性；②侵入菌体细胞，解脱蛋白质表面的水膜，使之失去活性；③溶菌作用。

131. 95%酒精为什么不作为消毒剂？

答：乙醇杀菌需要有一定量的水，浓度在95%以上的乙醇，一接触菌体，

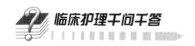

便引起菌体表层蛋白质凝固，形成保护膜，阻碍乙醇分子继续渗入菌体内，而导致杀菌能力减弱。

132. 碘伏有什么特点？

答：碘伏是碘和表面活性剂的不定型结合物，表面活性剂起载体与助溶剂的作用，杀菌作用主要靠碘。其特性包括以下几个方面。①碘伏具有广谱杀菌功能，对各种细菌繁殖体、病毒、真菌、芽孢均有较强的杀灭作用；②毒性低，对黏膜无刺激性，性能稳定，能保持较长时间的杀菌作用，只要碘的颜色未褪，仍能保持抗菌能力；③对局部皮肤的疖肿有消炎、治疗作用；④0.02%碘伏可作为局部黏膜冲洗消毒剂。

133. 何谓无菌技术？

答：无菌技术是指在执行医疗护理技术操作过程中，不使已灭菌的物品再被污染，并使之保持无菌状态的技术。

134. 何谓无菌区和非无菌区？

答：无菌区是指经过灭菌处理，而未被污染的区域；非无菌区是指未经灭菌处理，或灭菌处理后又被污染过的区域，亦可称为有菌区。

135. 无菌技术操作有哪些原则？

答：①无菌技术操作必须在清洁的环境中进行，治疗室每天用紫外线照射消毒一次；②进行无菌操作前要衣帽整洁，戴好口罩，洗净双手；③无菌物品与非无菌物品应分别放置，并定期进行检查；④取无菌物品必须使用无菌持物钳；⑤未经消毒的手和物品，不可触及或跨越无菌区；⑥无菌物品取出后，虽未动用，亦不能再放回原处；⑦执行无菌操作的地方要宽阔，以防无菌物品被污染；⑧进行无菌操作时，如疑有污染或已被污染，即不可使用，应更换或重新灭菌；⑨一份无菌物品只能供一名患者使用，以免发生交叉感染。

136. 使用无菌持物钳的方法与要求是什么？

答：①每个容器内只放一把钳子，钳子、无菌罐及消毒液可根据药物的性质与使用情况定期更换消毒；②无菌持物器械在消毒液内的浸泡深度：钳子应在轴关节以上2~3 cm处，镊子应泡至镊长的1/2处；③取放无菌持物钳时，钳端需闭合，且不可触及液面以上的容器各部分；④使用时保持钳端向下，不能倒转向上，以免消毒液倒流污染钳端；⑤使用后立即放回原处；⑥如要到较远处去夹取物品，应连同容器一起搬移，就地使用；⑦无菌持物钳不能夹取油纱布，以免沾染油渍，影响消毒效果。

137. 无抗菌能力的溶液、容器或敷料为什么应定期更换消毒?

答：无抗菌能力的溶液如生理盐水，敷料如治疗巾、盐水棉球或纱条，容器如盛器械、敷料的包、盒、罐等，因其本身无抗菌能力，在使用过程中，如开盖时的空气沉降，操作时在空气中的暴露、污染等因素，很不容易保持绝对无菌。故此类物品在使用前应注明开包日期和时间，超过 24 小时应更换消毒，剩余物品可作废或重新消毒再利用。

138. 存放无菌敷料的贮槽是否需 24 小时更换消毒?

答：存放无菌纱布、棉球的贮槽，容量不宜过大，以便短时间用完，及时更换。存放外科需直接接触伤口的纱布贮槽，必须 24 小时更换消毒；非手术科室使用的纱布、棉球，不直接接触伤口，其贮槽一周消毒 2 次。

139. 未打开使用的无菌包、盒的无菌有效期是多少?

答：夏季（5 月 1 日—9 月 30 日）一周消毒一次。
冬季（10 月 1 日—4 月 30 日）两周消毒一次。

140. 已铺好的无菌盘和已打开的无菌包、盒能保持多长时间有效?

答：铺好的无菌盘，无菌有效期为 4 小时；打开的无菌包、盒，无菌有效期为 24 小时。

141. 打开无菌包、盒、溶液瓶前应注意哪些事项?

答：打开无菌包前，应先检查包外的品名标记、消毒日期、消毒指示标志，以及包布有无松散。

未使用过无菌包第一次打开时，要注明开包日期、时间，以便掌握有效期。

无菌包内的物品如未用完，可按原折叠顺序重新折叠包扎好，以便保存下次再用。

使用已打开过的包、盒、溶液瓶，要先检查开包时间，以便掌握无菌包是否

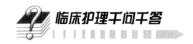

在有效期内，否则不能使用。

无菌包、盒、溶液瓶，打开或关闭时要严格掌握无菌操作原则，有污染或疑有污染时，一律按脏物处理。

142. 何谓交叉感染和自身感染?

答：交叉感染是指从患者到患者、从患者到医院职工和从医院职工到患者的直接感染或通过物品对人体的间接感染。

自身感染是指患者自身抵抗力降低，对本身固有的细菌感受性增加而发生的疾病，如晚期再生障碍性贫血、晚期白血病等。

143. 如何根据药物的不同性质加强妥善管理?

答：①容易氧化和遇光变质的药物，应装在有色密封瓶中，放阴凉处，或用黑纸遮盖，如维生素 C、氨茶碱、盐酸肾上腺素等；②容易挥发、潮解或风化的药物，须装在瓶内盖紧，如碘酊、糖衣片、酵母片等；③容易被热破坏的某些生物制品，应放在冰箱内保存，如抗毒血清、疫苗、胎盘球蛋白等；④容易燃烧的药物，应放在远离明火处，以防燃烧，如乙醚；⑤对有期限的药物，应按有效日期先后次序，有计划地使用。

144. 药疗时应掌握的原则有哪些?

答：应根据医嘱给药，在用药过程中，经常观察病情及疗效。

给药时间要准确，由于各种药物吸收和排泄速度不同，为了使药物能达到应有疗效，必须做到准时给药。

给药剂量和浓度要准确，如果剂量不足，达不到治疗目的；剂量过大，则可引起中毒。

给药途径要准确，因为采取不同给药途径，是根据治疗目的的不同而确定的。

给药过程中，须做到"三查十对一注意"。

三查：操作前查、操作中查、操作后查。

十对：对姓名、性别、年龄、病案号、药名、剂量、浓度、时间、用法、药物有效期。

一注意：注意用药后反应。

145. 根据药物的性能，服药时应掌握哪些注意点?

答：对牙齿有腐蚀作用和使牙齿染色的药物，如酸类、铁剂，服用时为避免与牙齿接触，可将药液由饮水管吸入，服药后漱口。

止咳糖浆对呼吸道黏膜起安抚作用，服后不宜饮水，以免冲淡药物，降低疗效。如同时服用多种药物，则应最后服用止咳糖浆。

磺胺类药与发汗药，服后宜多饮水。前者多饮水防止尿中出现磺胺结晶，后者多饮水起发汗降温增强药物疗效的作用。

刺激食欲的健胃药，应于饭前服用，因其刺激味觉感受器，使胃液大量分泌，可以增进食欲。

助消化药宜饭后服用，对胃黏膜有刺激性的药物，也宜饭后服用（如阿司匹林等），以便使药物与食物均匀混合，减少对胃壁的刺激。

服用某些特殊药物，应密切观察病情及疗效，如服用洋地黄、奎尼丁时尤需测量心率变化以防中毒。长期服用苯巴比妥等催眠药物的患者应防止成瘾，某些药物服用后可产生药物热或皮疹，如发现异常变化，需报告医生给予及时处理。

146. 臀大肌注射有哪两种定位方法？

答：十字法：从臀裂顶点向左或右侧划一水平线，然后从髂嵴最高点上作一垂直平分线，在外上方 1/4 象限（避开内角）处为注射部位。

连线法：髂前上棘和尾骨连线的外上 1/3 处为注射部位。

147. 臀部肌内注射时为了使局部肌肉放松，可取哪些卧位？

答：侧卧位：上腿伸直，下腿稍弯曲。

俯卧位：足尖相对，足跟分开。

仰卧位：注射时自然平卧，嘱患者肌肉放松，勿紧张。

坐位：嘱患者坐正，放松局部肌肉。

148. 青霉素注射液为什么要现配现用，不能放置过久？

答：青霉素 G 溶液的效价易在室温下迅速降低。青霉素 G 分子在水溶液中很快经过分子重排而成为青霉烯酸，后者与人体蛋白结合成青霉噻唑蛋白和青霉烯酸蛋白而成为全抗原。青霉素溶液在贮存过程中产生的高分子聚合体也能与蛋白质结合成全抗原。这些都是致敏物质，可引起过敏反应。因此临床应用青霉素 G 时需新鲜配制，以防止或减少过敏反应的发生。

149. 青霉素过敏反应的原因是什么？

答：过敏反应系由抗原、抗体相互作用而引起。青霉素 G 是一种半抗原，

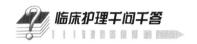
进入人体后与组织蛋白质结合而成为全抗原，刺激机体产生特异抗体存在于体内。当过敏体质的人遇有相应抗原再进入机体时，即发生过敏反应。

150. 青霉素过敏反应的主要临床表现是什么？

答：青霉素过敏反应常见的临床表现有药疹、药物热和过敏性休克等，可见速发反应和迟缓反应两种形式。

速发反应：在做皮试或注射后数秒钟或数分钟即出现全身过敏反应，有时呈闪电式发生。表现有胸闷、心悸、口舌发麻、气短、呼吸困难、发绀、面色苍白、出冷汗、四肢厥冷、脉弱、血压急剧下降，继则神志丧失、大小便失禁、昏迷抽搐。

迟缓反应：注射后数小时或 3 日后才出现，多出现红疹等，偶有于用药后数日突然发生过敏性休克者。

151. 青霉素过敏性休克的抢救有哪些要点？

答：青霉素过敏性休克的抢救，要迅速及时，以就地抢救为原则。

（1）立即停药，采取平卧、保暖、氧气吸入等措施。

（2）即刻皮下注射 0.1% 盐酸肾上腺素 0.5～1 mL，小儿酌减。如症状不缓解，可每 20～30 min 皮下或静脉再注射 0.5 mL，同时给予地塞米松 5 mg 静脉注射，或用氢化可的松 200～300 mg 加入 5%～10% 葡萄糖溶液静脉滴注。

（3）抗组织胺类药物，如盐酸异丙嗪 25～50 mg 或苯海拉明 40 mg 肌内注射。

（4）针刺疗法，如取人中、内关等穴位。

（5）经上述处理病情不好转，血压不回升，需扩充血容量，可用右旋糖酐。必要时可用升压药，如多巴胺、间羟胺、去甲肾上腺素等。

（6）呼吸受抑制可用呼吸兴奋剂，如尼可刹米、洛贝林等，必要时施行人工呼吸或行气管切开术。

（7）心搏骤停时，立即行胸外心脏按压。

（8）肌肉张力降低时，皮下注射新斯的明 0.5～1 mL。在抢救的同时应密切观察病情，如意识状态、血压、体温、脉搏、呼吸、尿量和一般情况等，根据病情变化采取相应的急救措施。

152. 怎样预防青霉素过敏反应？

答：①询问有无过敏史后再做过敏试验，凡有过敏史者禁忌做过敏试验；

②过敏试验阳性者禁用；③患者曾使用过青霉素，停药 3 天后如仍需注射青霉素，应重新做过敏试验；④青霉素水溶液应现配现用；⑤青霉素皮试阳性反应者，应在病历上做特殊标记，并告知患者及其家属。

153. 大剂量青霉素治疗的患者要注意观察什么？

答：注意观察神经症状、出血、溶血、水及电解质平衡紊乱、酸碱平衡紊乱及肝肾功能障碍等。

154. 青霉素、链霉素、破伤风抗毒素皮试液的浓度各多少？

答：青霉素皮试液每毫升含 100～500 单位；链霉素皮试液每毫升含 2500 单位；破伤风抗毒素皮试液每毫升含 150 单位。

155. 哪些抗生素对第八对颅神经有损害？

答：①链霉素；②新霉素；③卡那霉素；④庆大霉素；⑤阿米卡星。

156. 常用的碘过敏试验法有几种？

答：（1）口服试验：口服 5%～10% 碘化钾 5 mL，每日 3 次，连服 3 天后观察反应。

（2）口含试验：10% 碘化钾 5 mL 口含，5 min 后观察反应。

（3）皮内试验：取碘造影剂 0.1 mL 皮内注射，15～20 min 后观察反应。

（4）结膜试验：取碘造影剂一滴点眼，1 min 后观察反应。

（5）静脉注射试验：取造影剂 1 mL 加等渗盐水至 2 mL 静脉注射，10～30 min 后观察反应。

157. 如何观察碘过敏反应？

答：（1）口含或口服试验：有口麻、心慌、恶心、荨麻疹等症状者为阳性。

（2）皮内试验：局部红肿、硬块，直径超过 1 cm 为阳性。

（3）结膜试验：结膜充血、水肿为阳性。

（4）静脉注射试验：观察有无反应，如血压、脉搏、呼吸、面色等情况有改变者为阳性。少数患者过敏试验阴性，但在造影时发生过敏反应，故造影时需备急救药物。

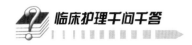

158. 为什么静脉注射硫酸镁时应备用葡萄糖酸钙？

答： 静脉注射硫酸镁时，如血液中镁离子浓度过高，使中枢神经系统被抑制，运动神经肌肉接头的阻断和心脏抑制等引起血压下降、肢体瘫痪及呼吸麻痹，故静脉注入时必须缓慢，并注意观察患者情况。当呼吸减缓、肌腱反射消失、血压显著下降时，应立即停药，并注入 10% 葡萄糖酸钙或 5% 氯化钙以解救。

159. 怎样确定股静脉穿刺部位？

答： 髂前上棘与耻骨结节之间连线，在其中点摸到搏动的股动脉，股静脉在紧靠股动脉的内侧。

160. 根据哪些因素来调节输液的滴速？

答： 根据患者的年龄、病情、药物性质来调节滴速，一般成人 40～60 滴/分钟，儿童 20～40 滴/分钟。老年体弱、婴幼儿、心肺疾病患者速度宜慢；脱水严重、心肺功能良好者，速度可稍快。一般溶液滴速可稍快；高渗盐水、含钾药物、升压药物宜慢。

161. 输液中发生急性肺水肿的原因及如何防治？

答： 原因：由于输液速度过快，短时间内输入过多液体，循环血容量急剧增加，心脏负担过重引起。

防治：①输液时注意滴速不宜过快，液量不可过多；②如突然出现呼吸困难、气促、咳嗽、咳泡沫样血性痰时，需立即使其端坐，两腿下垂，减少回心血量，减轻心脏负担；③加压给氧，使肺泡内压力增高，减少肺泡内毛细血管渗出液的产生。同时使氧气经过 30%～70% 的酒精湿化后吸入，降低肺泡内泡沫的表面张力，从而改善肺部气体交换，减轻缺氧症状；④按医嘱给予镇静剂、扩血管药物及强心剂；⑤必要时进行四肢轮流结扎法，以有效地减少静脉回心血量。

162. 输液中发生空气栓塞的原因及如何防治？

答： 原因：输液器内留有空气，使空气流入静脉内，进入静脉的空气被带到右心房，进入右心室。如空气量小，被右心室压入肺动脉，分散到各肺小动脉、毛细血管内，则损害较小；如空气量大，在右心室内阻塞肺动脉入口，使血液不能进入肺内，引起严重缺氧，可造成死亡。

防治：①输液时必须将空气排尽，输液器各连接处要拧紧勿脱开，加压输液、输血时要有专人留守。②如突然出现呼吸困难、严重发绀、心前区听诊可闻及响亮持续的"水泡声"时，应立即置患者于左侧卧位和头低足高位，使肺动脉的位置在右心室下部，气泡可向上飘移到右心室，避开肺动脉入口。由于心脏跳动，空气被混成泡沫，分次小量地进入肺动脉内，从而解除肺动脉入口处的阻塞。③同时给予患者氧气吸入。

163. 输血的目的是什么？

答：①补充血容量，增加心排出量，提高血压，促进循环；②增加血红蛋白，纠正贫血，促进携氧功能；③补充抗体，增加机体抵抗力；④增加蛋白质，改善营养，维持胶体渗透压，减少组织的渗出和水肿，保证循环血容量；⑤输入新鲜血可补充各种凝血因子，改善凝血作用；⑥促进骨髓系统和网状内皮系统功能。

164. 胃管插入的长度应为多少？如何判断已插入胃内？

答：插入深度：成人 45～55 cm；小儿 18～24 cm。

判断方法有 3 种：①用注射器抽吸有胃液抽出；②将胃管末端置于盛水的杯中，管内无气体逸出，如有大量气体逸出表明误入气管；③用注射器向胃管注入 10 mL 空气，同时用听诊器能在胃部听到气过水声。

165. 昏迷患者应如何插胃管？

答：昏迷患者因吞咽及咳嗽反射消失，不能合作，而反复插管可致声带损伤与声门水肿。为提高昏迷患者插胃管的成功率，可将胃管自鼻孔插至 14～16 cm 处，再以左手将患者头部托起，使下颌靠近胸骨柄，以加大咽部通道的弧度，便于管端沿咽后壁滑行，然后徐徐插至所需长度。

166. 具有氧化和解毒功能的洗胃液是什么？常用浓度为多少？

答：是高锰酸钾溶液。常用的浓度为 1：5000～1：20000。

167. 敌百虫中毒时，为什么不能用碱性溶液洗胃？

答：因为敌百虫遇碱后生成敌敌畏，其毒性增加 10 倍，故临床上多选用 1：20000 高锰酸钾溶液、淡盐水或清水洗胃。

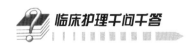

168. 导尿的目的是什么？

答：①收集未被污染的尿做细菌培养，测量膀胱容量、压力及残余尿容量，鉴别尿闭及尿潴留，用以协助诊断；②为尿潴留患者放出尿液，以减轻痛苦；③盆腔内脏器手术者，导尿排空膀胱，避免其在手术中误伤；④昏迷、尿失禁或会阴部有损伤者，留置尿管以保持局部干燥、清洁；⑤抢救休克或危重患者时，导尿能正确记录尿量、比重，以观察肾功能。

169. 成年男性和女性的尿道长度为多少？导尿时尿管插入的深度各约多少？

答：成人尿道长度：男性 18 ~ 20 cm，女性 3 ~ 5 cm。

尿管插入深度：男性插入 20 ~ 22 cm，见尿后再插入 2 cm；女性插入 4 ~ 6 cm，见尿后再插入 1 cm。若为留置导尿，见尿后均再插入 7 ~ 10 cm。

170. 急性尿潴留，膀胱过度膨胀，第一次导尿应注意什么？

答：膀胱过度膨胀，第一次放出尿量不应超过 1000 mL。因为大量放尿，可导致腹腔内压力突然降低，大量血液滞留于腹腔血管内，使有效循环血容量减少，血压下降而引起虚脱；另外，当膀胱突然减压，可引起膀胱黏膜高度充血，易发生血尿。

171. 影响灌肠效果的因素有哪些？

答：大量不保留灌肠要注意以下几个因素。

（1）溶液浓度：0.2% ~ 0.5% 肥皂水或生理盐水。

（2）溶液量：成人每次 500 ~ 1000 mL，儿童根据年龄酌减，200 ~ 500 mL。

（3）温度：39 ~ 41 ℃。

（4）肛管插入直肠的深度：7 ~ 10 cm。

（5）液面距肛门（筒底距床铺）的距离：40 ~ 60 cm。

（6）灌肠后保留时间：5 ~ 10 分钟。

172. 哪些患者不宜做大量不保留灌肠？

答：妊娠、急腹症、消化道出血患者不宜大量不保留灌肠。

173. 为什么肝性脑病患者禁用肥皂水灌肠？

答：对于有严重肝病的患者来讲，引起肝性脑病的原因很多，其中氨中毒是诱发肝性脑病的重要因素。造成血氨增高的原因，常见于胃肠道产氨增多，肠道内的酸碱度对氨的产生和吸收影响很大。结肠在酸性条件下，肠腔内氢离子增加，产生的氨与氢离子结合，形成铵，肠黏膜吸收氨就减少。如进行肥皂水灌肠，大量的碱性溶液改变了肠腔内的酸碱度，使之成为碱性环境，氨失去了转化为铵的过程，氨的吸收随之增多。因此对于肝性脑病的患者应禁用碱性溶液——肥皂水灌肠，可选用生理盐水或弱酸性溶液，以减少氨的吸收，防止加重肝性脑病。

174. 应用冷疗的目的及其原理是什么？

答：减轻局部充血或出血：冷疗可使毛细血管收缩，减轻局部充血、出血。

减轻疼痛：冷疗可抑制细胞的活动，使神经末梢的敏感性降低而减轻疼痛。

防止炎症扩散和化脓：冷疗可减少局部血流，降低细菌的活动力和细胞的代谢，因而可以防止炎症和化脓的扩散。

降低体温：冷疗直接和机体皮肤接触，通过物理作用，可将体内的热传导散发，先是毛细血管收缩，继而血管扩张，因而增加散热、降低体温。

175. 局部持续冷疗时间过久，可出现什么情况？为什么？

答：局部持续冷疗时间过久，可出现冻伤致组织坏死。因为持续冷疗，局部营养、功能及细胞代谢都会发生障碍，甚至引起组织死亡脱落。

176. 在全身冷疗中，禁用哪些部位？其原因是什么？

答：禁用部位是胸前区、腹部、颈后。这些部位对冷的刺激较敏感，可引起反射性的心率减慢、腹泻等不良反应。

177. 应用热疗的目的及其原理是什么？

答：（1）促进炎症消散或局限：温热可促进局部组织血液循环，增强新陈代谢和白细胞的吞噬功能，提高机体抵抗力和修复能力，早期使炎症消散，晚期使炎症局限。

（2）解除疼痛：温热刺激能降低痛觉神经的兴奋性，改善血液循环，减轻炎症水肿及组织缺氧，加速致痛物质的运动。温热能使肌肉、肌腱和韧带等组织松弛，可解除因肌肉痉挛、强直而引起的疼痛。

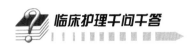

（3）减轻深部组织充血：温热能刺激神经末梢引起反射作用，使局部血管扩张，减轻深部组织充血。

（4）保暖：温热能促进血液循环，使患者感到温暖舒适。

178. 酒精擦浴的原理是什么？其浓度及温度应是多少？

答：酒精是一种挥发性液体，当酒精在皮肤上迅速蒸发时，吸收和带走机体大量的热，同时酒精具有刺激皮肤血管扩张的作用，故其散热能力较强。擦浴时酒精的浓度为 30% ~50%，温度为 30 ℃左右。

179. 急性细菌性结膜炎为什么不能热敷？

答：因为局部温度升高有利于细菌繁殖和分泌物增加，使炎症加重。

180. 急腹症患者诊断未确定前为什么不能热敷？

答：因为热疗能减轻疼痛，急腹症尚未明确诊断前如热敷会掩盖病情，贻误诊治。

181. 消化道出血患者腹痛时为什么不能热敷？

答：因为脏器内出血如用热疗可使血管扩张，增加脏器血流量而加重出血。

182. 面部鼻唇沟处疖肿为什么不能热敷？

答：鼻唇沟处于面部三角区范围之内，有丰富的淋巴管和血管，其静脉和颅内相通，且无静脉瓣可以防止逆流。此处感染后如热敷促进血流的增加，使局部病灶的细菌经内眦静脉到达颅内，引起海绵窦炎症，故不能热敷。

183. 对待各种不同病情的患者，应如何掌握热水袋的温度？

答：一般患者温度调节到 60 ~70 ℃，小儿、老人、局部知觉麻痹或麻醉未清醒的患者，温度调到 50 ℃，注意热水袋要加套或隔着毯子热敷，并经常更换热敷位置，以免发生意外。低温麻醉术后的复温，理想的是通过调节室温来达到升温目的，如需加用热水袋时，水袋温度应控制在患者皮肤温度以上 1 ~2 ℃，同时严格强调热水袋要放在毯子之外，避免直接接触患者的皮肤，以防烫伤。

184. 影响测量体温准确性的因素有哪些？

答：①生理变化：可随新陈代谢的上升而升高；②时间：3:00～5:00 最低，起床活动后逐渐上升；17:00～19:00 最高，晚上又逐渐下降；③年龄：儿童比成年人略高，老年人偏低；④性别：女性比男性稍高；⑤剧烈运动、情绪激动、大量食用蛋白质后及外界气温升高等，均可使体温暂时轻度上升。

185. 体温调节中枢位于哪个部位？

答：位于丘脑下部，丘脑下部靠前区域为散热中枢，靠后区域为产热中枢。

186. 热型分哪几种？特点是什么？常见于何种疾病？

答：（1）稽留热：体温常在 39 ℃以上，持续数日或数周，日差不超过 1 ℃。常见于急性传染病，如伤寒、大叶性肺炎等。

（2）间歇热：体温骤然升高至 39 ℃以上，持续数小时或更长时间，然后很快下降至正常，再经过一段间歇时间后，又突然升高，如此反复发作，如疟疾等。

（3）弛张热：体温高低不一，日差大于 1 ℃，甚至可达 2～3 ℃，但最低温度仍在正常水平以上。常见于急性血吸虫病和化脓性疾病（如败血症）等。

（4）不规则热：为常见的一种热型，体温在一日中的变化不规则，持续时间不定。常见于风湿热、流行性感冒等。

187. 机体通过哪些方式进行散热？

答：辐射散热：将机体热量以热射线的形式散发于周围温度较低的空气中。

传导散热：机体深部的热量以传导的方式传至机体表层皮肤，再由皮肤传给直接接触的衣物，如临床上用冰帽、冰袋为高热患者降温。

对流散热：借助空气不断流动而将体热散发到空间的散热方式，受风速大小的影响，如用电扇进行降温。

蒸发散热：外界温度等于或高于体温而不能借助辐射、传导及对流方式散热时，则借助蒸发进行散热，人体每蒸发 1 g 水要吸收 0.6 kcal 热量，可以借助汗液蒸发带走大量体热，平时人体虽无可见汗液，但每 24 小时仍有 400～600 mL 汗液（称为不显汗）。若高热用药物降温时，则由汗液蒸发带走大量体热以达到降温的目的。

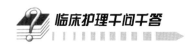

188. 为什么要加强对高热患者体温骤降的观察？

答：高热患者体温骤降时，常伴大量出汗，以致造成体液大量丢失，年老体弱及心血管患者极易出现血压下降、脉搏细速、四肢冰冷等虚脱或休克表现，因此应注意观察。一旦出现上述情况，应立即配合医生及时处理。不恰当地使用解热剂，可出现类似情况，故对高热患者应慎用解热剂。

189. 什么叫脉率、脉律、速脉、缓脉、间歇脉、脉搏短绌？

答：脉率：每分钟脉搏搏动的次数。正常成人在安静时的脉搏每分钟为 60～100 次。

脉律：脉搏的节律性。正常脉搏的节律应是跳动均匀而间隔时间相等。

速脉：成人脉率每分钟超过 100 次称速脉。

缓脉：成人脉率每分钟低于 60 次称缓脉。

间歇脉：在一系列正常均匀的脉搏中，出现一次提前而较弱的脉搏，其后有一较正常延长的间歇，称间歇脉或期前收缩。

脉搏短绌：单位时间内脉率少于心率。其特点是心律完全不规则，心率快慢不一，心音强弱不等，这种现象称脉搏短绌或无规律的不整脉。

190. 怎样观察异常脉搏？

答：注意速率、节律、脉搏强弱的改变，动脉壁的弹性和动脉走行深浅的异常。

191. 呼吸中枢位于何处？

答：呼吸中枢位于延髓和脑桥。

192. 何谓呼吸困难？其表现如何？

答：具有速率、深浅度和节律改变的呼吸障碍称为呼吸困难。常表现为发绀、鼻煽、肋间隙凹陷、呼吸浅而急促，严重者可出现意识障碍。

193. 呼吸困难分哪几种？常见于哪些疾病？

答：（1）吸气性呼吸困难：上呼吸道狭窄疾病，如急性咽后壁脓肿。

（2）呼气性呼吸困难：肺弹性减弱与小支气管痉挛或狭窄性疾病，如支气管哮喘。

（3）混合性呼吸困难：广泛性肺部病变或胸痛导致呼吸受限，如重症肺炎。

194. 潮式呼吸的特点是什么？

答：特点是呼吸逐步减弱以至停止和呼吸逐渐增强两者交替出现。多见于中枢神经系统疾病、脑循环障碍和中毒等。

195. 什么叫库斯莫尔呼吸？常见于哪些疾病？

答：此种呼吸的特点是呼吸深而快，是由增高的氢离子对延髓二氧化碳敏感细胞和颈动脉体、主动脉化学感受器强烈刺激所致，见于尿毒症、糖尿病酮症伴有代谢性酸中毒时。

196. 呼吸困难时，患者出现三凹征指的是什么？

答：呼吸困难出现的三凹征是指胸骨上窝、锁骨上窝和肋间软组织凹陷。

197. 何谓血压、收缩压、舒张压？

答：①血压：血液在血管里流动时对血管侧壁的压力，称为血压。一般是指动脉血压，如无特别注明，都是指肱动脉的血压。②收缩压：当心脏收缩时，血液流入大动脉，冲击动脉管壁所产生的压力。③舒张压：当心脏舒张时，动脉壁弹性回缩所产生的压力。

198. 成人血压计袖带的宽度和长度应是多少？袖带太宽或太窄对血压有何影响？

答：成人血压计袖带应为宽 12 cm、长 24 cm。袖带太窄，测得的血压值偏高；太宽，测得血压值偏低。根据物理学上压强与受力面积成反比的原理，由于袖带过窄，则需要较高的空气压力，才能阻止动脉血流，故测得的动脉血压偏高。

199. 用同一血压计分别测腘动脉及肱动脉的血压，所测得数值有何不同？

答：腘动脉测得的血压比肱动脉高 2.6 ~ 4 kPa（20 ~ 30 mmHg）。

200. 患者在坐位或卧位时测量血压，应采取什么位置？

答：测患者肱动脉血压时，应先露出一臂至肘上，伸直肘部，手掌向上，使

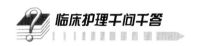

肱动脉与心脏在同一水平面上。坐位时，肱动脉应与第4肋软骨平齐；卧位时应与腋中线平齐。

201. 对要求密切观察血压的患者，测量血压时应做到哪四定？为什么？

答：四定就是定时间、定部位、定体位和定血压计。做到四定就能排除以上4种客观因素对血压的影响，使测得的血压相对准确，有利于病情观察。

202. 影响血压的因素有哪些？

答：①心脏的收缩力与排血量；②大动脉管壁的弹性；③全身各部分细小动脉的阻力及血液的黏稠性；④有效循环血容量。

203. 血管的外周阻力增加，对血压有何影响？

答：外周阻力增加，可使血压升高，主要是影响舒张压。如果其他因素不变，而小动脉中阻力增加，可使动脉血流速度减慢，心舒张末期存留在动脉中的血流量增多，致使舒张压上升，脉压减小。

204. 观察瞳孔时应注意什么？

答：应注意观察两侧瞳孔的大小是否等圆、等大。观察时将手电光源从侧面迅速移向瞳孔并立即移开瞳孔，避免光照强度不一、反应不准确。

观察一侧瞳孔对光反应时，应将对侧瞳孔盖住，防止由于长时间光照造成瞳孔反应迟钝而掩盖病情。

205. 脑疝、阿托品中毒、吗啡中毒、敌敌畏中毒、蛛网膜下腔出血、水合氯醛中毒时，瞳孔有何变化？

答：①脑疝时，双侧瞳孔大小不等或忽大忽小；②阿托品中毒时，双侧瞳孔散大；③吗啡、敌敌畏、水合氯醛中毒时，双侧瞳孔缩小；④蛛网膜下腔出血时，一侧瞳孔散大，对光反射消失。

206. 心搏骤停的临床表现是什么？

答：①心音消失；②脉搏摸不到，血压测不到；③意识突然丧失，或在短阵的抽搐之后出现意识丧失，抽搐常为全身性，多发生在心脏停搏后10秒内；

④呼吸断续呈叹气样，之后呼吸停止；⑤昏迷多发生于心脏停搏后 30 秒；⑥瞳孔散大多在心脏停搏后 30～60 秒出现。

207．心肺复苏的定义是什么？

答：心肺复苏（cardiopulmonary resuscitation，CRP）是挽救心搏骤停、呼吸骤停患者的急救技术，即通过胸外按压和人工呼吸的方法形成暂时的人工血液循环和呼吸运动，以维持患者心、脑等重要器官的存活，提高心搏骤停的抢救成功率。

208．复苏抢救工作通常分几个步骤？

答：①初期处理（现场抢救）：是复苏成败最重要的环节，通常在院外由非专业人员执行，采用心肺复苏不间断地维持生命器官的血液灌注，直至专业人员到达。②二期处理：由专业人员执行，采用急救设备进行处理，如气管插管给氧、静脉输液给药、心电图监测等，消除致命性心律失常，以保证转送途中的安全。③后期处理（心脏复跳后处理）：心搏骤停后，全身重要器官和组织（尤其是脑、心、肝、肾）缺血、缺氧，发生不同程度的功能损害，代谢紊乱，酸碱平衡及水电解质失调，均需尽快纠正，原发病也需积极治疗。因此后期处理是防止心脏再度停搏和后遗症发生、保证患者健康成活的重要环节。

209．心肺复苏的三项基本急救手段是什么？

答：C（circulation）——胸外按压；A（airway）——开放气道；B（breathing）——人工呼吸。

210．心肺复苏时，人工呼吸与心脏按压的比例要求多少？

答：人工呼吸与胸外按压的比例为 2：30，即人工呼吸 2 次，胸外按压 30 次，如此交替。胸外按压的频率为 100～120 次/分。

211．何谓心肺复苏的有效指征？

答：①瞳孔缩小，表示大脑有足够氧和血液的供应；②每次按压时有颈动脉搏动，上肢收缩压在 60 mmHg 以上；③刺激眼睑有反应；④有自主呼吸出现；⑤发绀减轻，颜面、口唇、甲床及皮肤色泽红润。

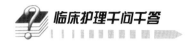

212. 正常成人 24 小时最少应排出多少尿才能将体内代谢产物排出？

答：24 小时内至少排出尿液 500 mL 以上才能将体内代谢产物排出。

213. 常用的利尿剂有几种？

答：常用的利尿剂有以下两种。①排钾利尿剂：氢氯噻嗪、依他尼酸和呋塞米；②保钾利尿剂：螺内酯和氨苯蝶啶。

214. 使用利尿剂时，护理方面应注意什么？

答：①开始服用利尿剂时，每日需严格记录出入量及测量体重；②应用利尿剂最好在早晨或上午，以免夜间用药后多尿而影响患者休息；③防止电解质紊乱，如失盐性低钠综合征、丢钾所致的低血钾；④强利尿剂一般主张间歇使用，以保证体液和电解质的平衡；⑤水肿严重的患者在进行肌内注射时，应将水肿组织压瘪，再从压瘪处进行深层注射，否则药物注入水肿层组织，不易产生疗效；⑥用药后效果不佳，仍少尿或无尿时，提示病情危重。

215. 血气分析包括哪些项目？检验指标分几类？

答：血气分析是血液气体分析的简称，是测定人体内酸碱平衡的方法。

血气分析是指在当天大气压条件下，用隔绝空气的血标本与一定浓度的气体相结合，而测得人体内的 pH、$PaCO_2$、PaO_2、BE、SB、HCO_3^-、TCO_2、SaO_2 等项目的值。

检验指标有三大类，一类是酸碱度，二类是呼吸指标，三类是代谢指标。通过这些指标，可判断出患者酸碱失衡的情况。

216. 心肺复苏抢救中需开放静脉时，为什么要选择上肢静脉？

答：上肢静脉系统的静脉瓣比较健全，在进行胸外按压时，能有效地促进上腔静脉血液的环流，而下腔静脉系统的静脉瓣不太完善，胸外按压时，对下腔静脉血液的驱流作用差。故在复苏抢救中一般都选择上肢静脉输液，因其效果比较好。

217. 中心静脉压的正常值是多少？其增高、降低的临床意义是什么？

答：中心静脉压的正常值是 8～12 cmH_2O。中心静脉压低于 5 cmH_2O，提示有效循环血容量不足，应快速补充血容量；中心静脉压高于 15～20 cmH$_2$O，提示血容量过多或心脏排血量明显减少，有发生肺水肿的危险，应减少输液量、酌情考虑给予快速洋地黄制剂等措施。

218. 气管切开的并发症有哪些？

答：有感染、出血、窒息、气管食管瘘、皮下气肿、气胸等。

219. 氧气吸入的适应证是什么？

答：①因呼吸系统疾病而影响肺活量者；②心功能不全，使肺部充血而致呼吸困难者；③各种中毒引起的呼吸困难；④昏迷、脑血管意外、大出血休克、分娩产程过长等。

220. 氧气装置上的流量表有什么作用？读数怎么表示？

答：流量表用以测量每分钟氧气的流出量。流量表内装有一浮标，当氧气通过流量表时，将浮标吹起，浮标上方平面所指刻度显示每分钟氧气的流出量。其读数以升/分表示。

221. 鼻导管低流量给氧，氧浓度如何计算？

答：可按公式〔浓度（％）＝21＋4×氧流量（L/min）〕进行计算。

例如：氧流量为 2 L/min，鼻导管给氧时，氧浓度为 29（％）＝21＋4×2（L/min）。

222. 吸氧时，应在什么时候调节流量？为什么？

答：吸氧时应先调节流量而后将吸氧装置与患者连接；停止使用时，应先断开患者与氧气装置的连接，再关闭氧气开关，以避免一旦拧错开关，大量氧气突然冲入患者呼吸道而损伤肺部组织。

223. 使用氧气应注意哪些事项？

答：（1）注意用氧安全，做好防震、防火、防热、防油等工作。氧能助燃，应放在阴凉处，严禁接近烟火和易燃物，不可在氧气表螺旋口上抹油，氧气筒内压力很高，搬运时避免倾倒、撞击，防爆炸。

（2）使用氧气时，不要在患者吸氧的情况下调节流量表，避免大量氧气冲

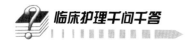

入呼吸道损伤肺组织。

（3）用氧过程中，应经常观察缺氧情况有无改善，吸氧装置是否通畅，有无漏气，以保证有效吸氧。

（4）使用筒装氧气时，不要等筒内氧气用尽再更换，应在压力降至 5 kg/cm² 时及时换筒。

224. 为什么慢性肺心病患者要采用持续低流量给氧？

答：慢性肺心病患者，因长期动脉二氧化碳分压增高，呼吸中枢对二氧化碳刺激的敏感性降低，主要依靠缺氧刺激主动脉体和颈动脉窦的化学感受器，通过反射维持呼吸。此时给予患者大流量氧气，使血氧分压骤然增高，缺氧解除，通过主动脉体和颈动脉窦反射性刺激呼吸的作用减弱或消失，致使呼吸暂停或变浅，反而加重二氧化碳潴留和呼吸性酸中毒，所以要低流量持续给氧。

225. 急性左心衰竭患者给氧时应注意什么？

答：给氧时应在湿化瓶中加入酒精，浓度为 30%～70%。因为酒精可降低肺内泡沫的表面张力，使其破裂、消除泡沫，改善通气、改善缺氧。要给予高流量吸氧（4～6 L/min）。

226. 昏迷患者容易发生哪些并发症？

答：①压力性损伤；②呼吸道并发症，如吸入性肺炎；③角膜干燥发炎、溃疡或结膜炎；④口腔炎。

227. 血液由哪几部分组成？

答：血液由细胞部分和液体部分组成。细胞部分包括红细胞、白细胞、血小板。液体部分称为血浆，含有大量水分和多种化学物质，如蛋白质、葡萄糖、无机盐等。

228. 血清与血浆的主要不同点是什么？

答：血清是血液凝固后所分离出的淡黄色透明液体，其化学成分与血浆并不完全相同，其中一个主要的差别是血清中不含有纤维蛋白原。

229. 血液中的血浆蛋白包括哪几种？

答：包括白蛋白、球蛋白、纤维蛋白原 3 种。

230. 成人全身血液约占体重的多少？

答：①男子：8%；②女子：7.5%。

第 三 章

疾病部分

第一节 内 科

231. 急性黄疸型肝炎的临床表现有哪些?

答:(1)黄疸前期:甲型肝炎、戊型肝炎起病较急,多数畏寒发热,乏力纳差、恶心呕吐、厌油腹胀、肝区痛、尿色加深,谷丙转氨酶和谷草转氨酶升高。

(2)黄疸期:皮肤巩膜黄染,尿色加深,1~3周内黄疸达高峰,肝脾肿大,有压痛、叩痛,胆红素和谷丙转氨酶升高、尿胆红素阳性。

(3)恢复期:症状消失、黄疸消退,肝脾回缩,肝功能逐渐正常。

232. 慢性肝炎的临床表现有哪些?

答:轻度:反复出现乏力、头晕、纳差、厌油、尿黄、肝区不适、肝稍大伴轻压痛,可有轻度脾大,部分患者无症状、体征,肝功能指标仅1项或2项异常。

中度:症状、体征和实验室检查结果介于轻、重度之间。

重度:有明显或持续出现的肝炎症状,包括疲乏、纳差、厌油、腹胀、腹泻、面色晦暗、蜘蛛痣、肝掌或肝脾大,肝功能持续异常。

233. 什么是黄疸?黄疸按病因分为哪几类?

答:黄疸是血清中胆红素升高,致使皮肤、黏膜和巩膜发黄的症状和体征。

黄疸按病因分为肝细胞性黄疸、胆汁淤积性黄疸和溶血性黄疸。

234. 什么是肝掌？

答：手掌大小鱼际和指端腹侧部位皮肤发红称为肝掌。

235. 什么是蜘蛛痣？主要分布在哪些部位？

答：（1）蜘蛛痣实为血管痣，系皮肤小动脉末端分支性扩张所形成，因为形似蜘蛛，故称蜘蛛痣。出现蜘蛛痣的原因是雌激素过多。

（2）主要分布在面颈部、上胸、肩背部和上肢等上腔静脉引流区域。

236. 慢性肝炎的治疗要点有哪些？

答：（1）一般治疗：合理休息和营养，保持心理平衡。

（2）抗病毒治疗：是慢性肝炎治疗的关键。目的是抑制病毒复制，减少传染性，改善肝功能；减轻肝组织病变；减少或延缓肝硬化、肝衰竭和肝癌的发生，延长存活时间。

（3）其他治疗：如应用抗炎保肝、免疫调节、抗肝纤维化等药物治疗。

237. 重型肝炎有哪些治疗要点？

答：①一般支持疗法：可输入蛋白和血浆，注意维持水电解质酸碱平衡；②抗病毒治疗：抗病毒治疗药物以核苷类药物为主；③促进肝细胞再生：可应用促肝细胞生长因子及极化液等；④免疫调节疗法：可应用胸腺素及免疫抑制药物等；⑤人工肝支持系统的应用；⑥并发症的对症治疗：肝性脑病、出血、继发感染、肝肾综合征的防治；⑦肝移植。

238. 重型肝炎的并发症有哪些？

答：出血、肝性脑病、继发感染、肝肾综合征。

239. 什么是肝硬化？

答：肝硬化是一种由不同病因引起的慢性进行性弥漫性肝病。病例特点为广泛的肝细胞变性坏死、再生结节形成、纤维组织增生、正常肝小叶结构破坏和假小叶形成。临床早期症状不明显，晚期主要表现为肝功能损害和门静脉高压，可有多系统受累，晚期常出现消化道出血、感染、肝性脑病等严重并发症。

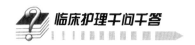

240. 在我国最常见的肝硬化病因是什么？

答：病毒性肝炎是我国最常见的肝硬化病因，占 60% ~ 80% ，主要为乙型肝炎、丙型肝炎和丁型肝炎病毒感染。

241. 哪种类型的病毒性肝炎不会发展为肝硬化？

答：甲型和戊型病毒性肝炎不会发展为肝硬化。

242. 肝硬化分为哪两期？

答：临床上根据是否出现腹水、上消化道出血或肝性脑病等并发症，分为代偿期和失代偿期肝硬化。

243. 肝硬化并发症有哪些？

答：①上消化道出血，为本病最常见的并发症；②感染；③肝性脑病，是晚期肝硬化最严重并发症，也是最常见的死亡原因；④原发性肝癌；⑤肝肾综合征；⑥电解质和酸碱平衡紊乱；⑦肝肺综合征；⑧门静脉血栓形成。

244. 诊断代偿期肝硬化的金标准是什么？

答：B超引导下肝穿刺活组织检查可作为代偿期肝硬化诊断的金标准。

245. 代偿期肝硬化的临床表现有哪些？

答：①早期无症状或症状轻，以乏力、食欲不振、低热为主要表现，可伴有腹胀、恶心、厌油腻、上腹隐痛及腹泻等；②症状多呈间歇性，常因劳累或伴发病而出现，经休息或治疗可缓解；③患者营养状况一般或消瘦，肝轻度增大，质地偏硬，可有轻度压痛，脾轻至中度增大；④肝功能多在正常范围或轻度异常。

246. 失代偿期肝硬化的主要临床表现有哪些？

答：肝功能减退：乏力、消瘦、皮肤巩膜黄染；食欲减退、恶心、呕吐；出血和贫血；内分泌失调。门静脉高压：脾大、侧支循环的建立和开放、腹水。肝脏情况：早期肝脏增大、表面尚平滑、质中等硬；晚期肝脏缩小、表面可呈结节状、质地坚硬，可有压痛和叩击痛。

247. 肝硬化的男性患者为什么会出现乳房发育？

答：因为肝硬化失代偿期时雌激素增多，雄激素减少。雌激素增多与肝脏对其灭活减少有关；雄激素减少与升高的雌激素反馈抑制垂体促性腺激素释放，引起睾丸间质细胞分泌减少有关。

248. 什么是门静脉高压症？

答：门静脉高压症是指由各种原因导致的门静脉系统压力升高所引起的一组临床综合征，其最常见的病因为各种原因所致的肝硬化。门静脉高压症基本病理生理特征是门静脉系统血流受阻和（或）血流量增加，门静脉及其属支血管内静力压升高并伴侧支循环形成，临床主要表现为腹水、食管胃底静脉曲张、食管胃底静脉曲张破裂出血和肝性脑病等。

249. 门静脉压力的正常值是多少？

答：门静脉正常压力为 13 ~ 24 cmH$_2$O。

250. 门静脉高压症的临床表现有哪些？

答：①脾大；②侧支循环的建立和开放；③腹水。

251. 门静脉压力增高时，建立起的侧支循环有哪些？

答：食管下段和胃底静脉曲张、腹壁静脉曲张、痔静脉曲张。

252. 肝硬化腹水是如何形成的？腹水的性质是什么？

答：肝硬化腹水形成的原因：

①门静脉压力增高；②血浆胶体渗透压降低；③肝淋巴液生成过多；④有效循环血容量不足。

腹水的性质以漏出液为主。

253. 肝硬化腹水的治疗方法有哪些？

答：（1）限制钠和水的摄入：当血钠 <125 mmol/L 时，需限制水的摄入。

（2）利尿药的应用：常见保钾利尿药有螺内酯，排钾利尿药有呋塞米。

（3）提高血浆胶体渗透压：定期输注血浆、新鲜血液或白蛋白。

（4）难治性腹水：①大量放腹水＋输注白蛋白；②经颈静脉肝内门体分流术。

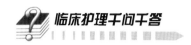

254. 晚期肝硬化最佳治疗方法是什么？

答：肝移植是各种原因引起的晚期肝硬化的最佳治疗方法。

255. 肝硬化患者的饮食指导包括哪些内容？

答：（1）高热量、高蛋白质、高维生素、易消化饮食；严禁饮酒；动物脂肪不宜摄入过多。

（2）血氨升高时应限制或禁食蛋白质。

（3）有腹水者应限制摄入氯化钠（1.2~2.0 g/d）。

（4）有腹水者进水量 1000 mL/d 以内；低钠血症时，限制在 500 mL/d 左右。

（5）有食管胃底静脉曲张者切勿进食坚硬、粗糙的食物。

256. 从哪些方面对肝硬化患者进行活动与休息的指导？

答：①肝硬化代偿期患者无明显的精神、体力减退，可参加轻工作，避免过度疲劳；②失代偿期患者以卧床休息为主，视病情轻重适量活动；③严重衰弱时应绝对卧床；④保证睡眠充足，作息规律。

257. 什么是上消化道出血？

答：上消化道出血是指十二指肠悬韧带以上的消化道，包括食管、胃、十二指肠和胰胆等疾病引起的出血，以及胃空肠吻合术后的空肠病变出血。

258. 上消化道出血的病因是什么？

答：①消化性溃疡；②急性胃黏膜损伤；③食管胃底静脉曲张破裂出血；④胃癌。

259. 上消化道出血的临床表现有哪些？

答：①呕血与黑便；②失血性周围循环衰竭；③贫血及血象变化；④氮质血症；⑤发热。

260. 上消化道出血病因诊断的首选检查方法是什么？

答：首选检查方法是出血后 24~48 小时内行急诊内镜检查。

261. 上消化道出血患者的病情监测指标是什么？

答：①生命体征；②精神和意识状态；③末梢循环情况，如皮肤和甲床颜色；④尿量，应保持尿量 >30 mL/h；⑤呕吐物和粪便的性质、颜色及量；⑥血液指标，了解贫血程度、出血是否停止。

262. 如何估计上消化道出血的出血量？

答：①大便隐血试验阳性提示每天出血量 >5 mL；②出现黑便表明每天出血量在 50 mL 以上；③胃内积血量达 250～300 mL 时可引起呕血；④一次出血量在 400 mL 以下时，可因组织液与脾贮血补充血容量而不出现全身症状；⑤出血量超过 400 mL，可出现头晕、心悸、乏力等症状；⑥出血量超过 1000 mL，出现急性周围循环衰竭的表现，严重者引起失血性休克。

263. 消化系统的内镜检查技术包括哪些？

答：消化系统的内镜检查技术包括电子胃镜、电子肠镜、胶囊内镜、小肠镜、内镜逆行胰胆管造影术（endoscopic retrograde cholangio pancreatography，ERCP）、超声内镜。

264. 什么是上消化道内镜检查术？

答：上消化道内镜检查术包括食管、胃、十二指肠的检查，是应用最广、进展最快的内镜检查，亦称胃镜检查。

265. 电子胃镜检查前需要做哪些准备？

答：①检查前禁食 12 小时，可饮水；②检查当日起床后可少量饮水（<200 mL）；③患者的义齿需取出；④心脏病患者携带近期心电图；⑤如检查当日有腹部超声检查，应先行超声检查再行胃镜检查；⑥术前指导患者口含咽部局麻药。

266. 胃镜检查术后的注意事项有哪些？

答：①咽喉部麻醉作用未消退：不要吞咽唾液，以免呛咳；②咽部局麻药作用消失后：先少量饮水，无呛咳可进食；③检查后当日进流质、半流质饮食为宜，行活检的患者进温凉饮食；④不要用力咳嗽，以免损伤咽喉部黏膜；⑤出现腹痛、腹胀时，可进行按摩，促进排气；⑥检查后数天内观察患者有无消化道穿孔、出血、感染等并发症。

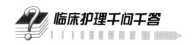

267. 肠镜检查的术前准备有哪些？

答：（1）嘱患者检查前 2~3 天开始进少渣饮食，检查前 1 天进无渣饮食。

（2）指导患者进行肠道准备。口服洗肠液的速度要适当，不可过快过急，避免过急引起呕吐，并观察大便性状，直至排出物为清水样便。

（3）对习惯性便秘患者在检查前 1~2 天口服缓泻剂或使用开塞露，排除干结的宿便以提高清洁肠道的效果。

268. 肠镜检查后的注意事项有哪些？

答：①肠镜检查结束后观察 10~15 分钟，患者方可离开；②术后无腹痛、腹胀时方可进食；③行活组织检查的患者术后需观察有无黑便、血便。

269. 无痛胃镜、肠镜检查术后的注意事项有哪些？

答：①同普通胃镜、肠镜检查后注意事项；②检查当日需有人陪同；③检查术后在医院观察 30 分钟，监测血压、心率、血氧饱和度及意识情况；④术后注意观察患者坐起时有无头晕、四肢无力等症状，防止跌倒意外发生；⑤检查当天尽量不要骑车、驾车，禁止从事高空作业或重型机器等危险工作。

270. 胶囊内镜检查术后的注意事项有哪些？

答：①密切观察大便情况，记录胶囊排出时间；②不能确定胶囊是否排出时，及时与医生联系，必要时可进行腹部 X 线检查；③检查后出现原因不明的腹痛、呕吐或其他梗阻症状，立即联系医生；④未明确胶囊是否排出体外时，避免进行 MRI 检查。

271. 结肠息肉切除术后的注意事项有哪些？

答：（1）观察患者生命体征，有无黑便、剧烈腹痛、呕血等。

（2）息肉 <0.5 cm，术后卧床休息 6 小时；息肉 ≥0.5 cm、无蒂息肉或者凝固范围较大的息肉，患者绝对卧床休息 48~72 小时，两周内避免剧烈运动、屏气动作和热水浴，预防出血。

（3）术后禁食 6~8 小时；进食清淡少渣饮食 2 周；限制豆制品及乳制品 2~4 天。

（4）保持大便通畅，防止便秘等使腹压增加的因素，可给予缓泻剂。

272. 食管胃底静脉曲张破裂出血的治疗方法有哪些?

答：①药物治疗；②内镜治疗；③三腔两囊管压迫止血；④经颈静脉肝内门体静脉分流术（transju-gular intrahepatic portosystemic shunt, TIPS）；⑤外科手术。

273. 内镜治疗门静脉高压食管胃底静脉曲张的方法有哪几种?

答：①内镜下食管曲张静脉套扎术；②内镜下硬化剂注射治疗；③钳夹法或组织胶注射治疗。

274. 食管胃底静脉曲张内镜治疗术前准备包括哪些内容?

答：①观察患者全身情况和生命体征；②失血性休克或肝性脑病者待其纠正后才能实施内镜下止血术；③向患者解释治疗目的、方法、注意事项；④常规禁食 8 小时；⑤常规检查血常规、出凝血时间，配血；⑥建立静脉通道。

275. 内镜下套扎术后的护理要点有哪些?

答：①床头抬高 15°～30°，避免胃液反流入食管引起疼痛；②卧床 24 小时，避免剧烈咳嗽、用力排便、快速改变体位等增加腹压的行为；③禁水 4～6 小时，禁食 24 小时，进流质饮食 48 小时，1 周内逐步过渡到半流质饮食或软食；④患者在术后 48 小时内均有不同程度的吞咽困难、哽噎感和胸骨后隐痛，必要时给予解痉、止痛剂。

276. 内镜下组织胶、硬化剂注射治疗术后的护理要点有哪些?

答：①密切观察患者生命体征，出现心慌、恶心、呕吐、腹痛、大汗等情况及时通知医生；②卧床 24 小时，避免剧烈咳嗽、用力排便、快速改变体位等增加腹压的行为；③禁水 4～6 小时，禁食 24 小时，进流质饮食 48 小时，1 周内逐步过渡到半流质饮食或软食；④术后 24～72 小时密切观察有无再出血的发生。

277. 什么是内镜逆行胰胆管造影术?

答：内镜逆行胰胆管造影术（endoscopic retrograde cholangio pancreatography, ERCP）是通过内镜经十二指肠乳头对胆管或胰管选择性插管并进行造影，显示胆管或胰管形态的重要技术。

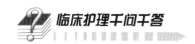

278. ERCP 术后常见并发症是什么？

答：ERCP 术后并发症是胰腺炎、胆道感染、消化道出血和肠穿孔。

279. ERCP 的术后护理要点有哪些？

答：①术后卧床休息 48 ~ 72 小时，常规禁食 24 小时，具体禁食时间依据血、尿淀粉酶情况而定；②监测体温，注意观察有无发热、黄疸、腹痛等症状；③术后遵医嘱监测血、尿淀粉酶；④遵医嘱按时给予药物的输注，并注意观察用药后反应。

280. 什么是内镜鼻胆管引流术？

答：内镜鼻胆管引流术（endoscopic nasal bile duct drainage，ENBD）是一种较为常见的内镜下胆管外引流术。它采用一细长的塑料管在内镜下经十二指肠乳头插入胆管中，另一端经十二指肠、胃、食管、咽等从鼻孔引出体外，建立胆汁的体外引流途径。

281. ENBD 术后的观察要点有哪些？

答：①同 ERCP 术后的护理要点；②妥善固定引流管，鼻胆管末端要低于肝胆管水平，以利于引流管通畅；③24 小时胆汁总量不低于 300 mL 为正常，观察引流胆汁的颜色、性状及液量，做好记录；④如出现引流量减少，应判断是否有三通关闭，管道扭曲、阻塞或滑出胆管等情况。

282. 消化内镜的常用消毒方法是什么？

答：①完全人工消毒内镜消毒方法；②人工控制消化内镜清洗消毒方法；③消化内镜自动洗消机法。

283. 简述失血性周围循环衰竭的临床表现是什么？

答：（1）早期体征：脉搏细速、脉压变小。

（2）休克状态：①面色苍白、口唇发绀、呼吸急促，皮肤湿冷，呈灰白色或紫灰花斑，施压后褪色经久不能恢复，体表静脉塌陷；②精神萎靡、烦躁不安，重者反应迟钝、意识模糊；③心率加快至 120 次/分以上，收缩压降至 80 mmHg 以下，脉压小于 25 mmHg；④尿量减少。

284. 食管胃底静脉曲张破裂出血的止血措施有哪些？

答：①药物止血：血管加压素（特利加压素）、生长抑素及其类似物（奥曲肽）；②三（四）腔两囊管压迫止血；③内镜直视下止血：硬化剂注射止血、食管曲张静脉套扎术、组织胶注射法；④手术治疗或经颈静脉肝内门体静脉分流术。

285. 使用三腔两囊管压迫止血时的护理要点有哪些？

答：①保持口鼻黏膜清洁湿润，及时清除分泌物及结痂；②牵引绳与人体的角度为45°，拉力为0.5 kg；③置入24小时后应放气，15～30分钟后再注气加压；④置入48～72小时后，先将气囊放气，观察12小时后，如无继续出血，可考虑拔管。

286. 如何指导患者及家属识别早期上消化道出血征象？可采取哪些应急措施？

答：①出现头晕、心悸等不适或呕血、黑便时，立即卧床休息，保持安静，减少身体活动；②呕吐时患者应取卧位，头偏向一侧，以免误吸；③立即赴医院就诊。

287. 什么是肠性氮质血症？

答：上消化道大出血后，肠道中血液的蛋白质消化产物被吸收，引起血液中尿素氮浓度增高，称为肠性氮质血症。

288. 食管胃底静脉曲张破裂出血患者的饮食宣传教育内容是什么？

答：①活动性出血应禁食水；②出血停止后1～2天逐渐进食高热量、高维生素流质饮食；③限制钠和蛋白质摄入；④避免粗糙、坚硬、刺激性食物，且应细嚼慢咽，防止损伤曲张静脉而再次出血。

289. 什么是肝性脑病？

答：肝性脑病指严重肝病或门体分流引起的、以代谢紊乱为基础的中枢神经系统功能失调的综合征，轻者临床表现仅为轻微的智力损害，严重者可表现为意识障碍、行为失常和昏迷。

290. 肝性脑病的临床过程分几期？

答：①0期：潜伏期；②1期：前驱期；③2期：昏迷前期；④3期：昏睡

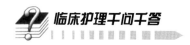
期；⑤4 期：昏迷期。

291. 肝性脑病患者昏迷前期的临床表现有哪些?

答：①嗜睡、行为异常（如衣冠不整或随地大小便）、言语不清、书写障碍及定向力障碍；②腱反射亢进、肌张力增高、踝阵挛及 Babinski 征阳性等；③扑翼样震颤存在，脑电图有特异性异常。

292. 肝性脑病的常见诱因有哪些?

答：①上消化道出血；②高蛋白饮食；③大量排钾利尿和放腹水；④催眠镇静药和麻醉药；⑤低血糖；⑥便秘；⑦尿毒症；⑧感染；⑨外科手术等。

293. 如何去除和避免肝性脑病的诱发因素?

答：①清除胃肠道内积血，减少氨的吸收；②避免快速利尿和大量放腹水；③避免使用催眠镇静药、麻醉药等；④防止及控制感染；⑤保持大便通畅，防止便秘。

294. 肝性脑病的并发症治疗原则有哪些?

答：①保持呼吸道通畅；②维持有效循环血容量；③保护脑细胞正常功能；④防止脑水肿。

295. 肝性脑病患者的治疗要点有哪些?

答：①及早识别及去除肝性脑病发作的诱因；②减少肠内氮源性毒物的生成与吸收；③促进体内氨的代谢；④调节神经递质；⑤人工肝；⑥肝移植；⑦并发症治疗。

296. 减少肠内氮源性毒物的生成与吸收措施有哪些?

答：①灌肠或导泻；②口服肠道不吸收抗菌药物；③应用乳果糖或乳糖醇；④使用益生菌制剂。

297. 肝性脑病昏迷患者的护理措施有哪些?

答：①患者取仰卧位，头偏向一侧；②保持呼吸道通畅，防止舌后坠，有效排痰；③皮肤清洁干燥，定时协助患者翻身，防止压力性损伤；④必要时给予留置导尿，记录尿量、颜色、性质；⑤眼睑闭合不全的患者用生理盐水纱布覆盖眼部；⑥做好患者肢体的被动运动，防止静脉血栓形成及肌肉萎缩。

298. 肝性脑病患者饮食指导有哪些？

答：（1）给予高热量饮食：保证每天热量供应（200~1600 kcal）。

（2）注意蛋白质的摄入：①急性期禁蛋白质饮食，给予葡萄糖保证能量供应；②慢性肝性脑病患者可适量食用含蛋白质的食物；③每日蛋白质摄入量为1~1.5 g/kg；④植物和奶制品蛋白优于动物蛋白。

（3）不宜摄入维生素 B_6 含量高的食物，如鱼肉、猪肝、豆类及马铃薯等。

299. 肝性脑病患者的出院指导有哪些？

答：①向患者和家属介绍肝性脑病的各种诱发因素，戒烟酒、避免各种感染，保持排便通畅等；②指导患者严格按医嘱规定的剂量、用法服药，了解药物的主要不良反应，避免服用有损肝脏的药物，定期复查；③指导家属学会观察患者的思维、性格、行为及睡眠的改变等肝性脑病的早期征象，以便及时发现病情变化，尽早治疗。

300. 什么是肝衰竭？

答：肝衰竭是指由多种因素引起的严重肝损害，导致肝脏合成、解毒、代谢和生物转化功能严重障碍或失代偿，出现以黄疸、凝血功能障碍、肝肾综合征、肝性脑病、腹水等为主要表现的一组临床症候群。

301. 肝衰竭的病因是什么？

答：①肝炎病毒；②其他病毒；③药物；④肝毒性物质；⑤细菌及寄生虫等；⑥肝脏其他疾病；⑦胆道疾病；⑧代谢异常；⑨循环衰竭。

302. 肝衰竭分哪几类？

答：分为四类：急性肝衰竭、亚急性肝衰竭、慢加急性（亚急性）肝衰竭和慢性肝衰竭。

303. 什么是急性肝衰竭？

答：急性起病，无基础肝病史，2周内出现以Ⅱ度以上肝性脑病为特征的肝衰竭。

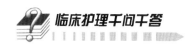

304. 什么是慢性肝衰竭？

答：慢性肝衰竭是在肝硬化基础上，缓慢出现肝功能进行性减退导致的以反复腹水和（或）肝性脑病等为主要表现的慢性肝功能失代偿。

305. 肝衰竭分为几期？早期肝衰竭的临床表现是什么？

答：肝衰竭可分为早期、中期和晚期。

早期肝衰竭的临床表现包括以下几点。

① 极度乏力，并有明显厌食、呕吐和腹胀等严重消化道症状；②谷丙转氨酶和（或）谷草转氨酶大幅升高，黄疸进行性加深（TBIL≥171 μmol/L 或每日上升≥17.1 μmol/L）；③有出血倾向，30% < PTA≤40%（或 1.5≤INR < 1.9）；④无并发症及其他肝外器官衰竭。

306. 人工肝的概念是什么？

答：人工肝是治疗肝衰竭的有效方法之一，是通过一个体外的机械、理化和生物装置清除各种有害物质、补充必需物质、改善内环境，暂时替代衰竭肝脏的部分功能，为肝细胞的再生和肝功能恢复创造条件或等待机会进行肝移植。

307. 人工肝支持系统分为几类？

答：人工肝支持系统分为非生物型、生物型和混合型三种。目前临床上以非生物型人工肝治疗为主。

308. 人工肝治疗适应证是什么？

答：①各种原因引起的肝衰竭及高胆红素血症患者；②终末期肝病肝移植术前等待肝源的患者。

309. 人工肝治疗后为什么 24 ~ 72 小时内需要限制蛋白质摄入？

答：人工肝治疗后患者的肝功能及胃肠道水肿充血远未完全恢复，突然进食过量，尤其食入过多蛋白质，可引起血氨升高、肝昏迷及消化道出血。

310. 人工肝治疗中低血压发生的原因是什么？

答：有效循环血容量不足、过敏、水电解质及酸碱失衡、心律失常和血小板活性物质的异常释放等。

311. 非生物型人工肝常见的并发症是什么？

答：并发症包括出血、凝血、低血压、继发感染、过敏反应、失衡综合征、高枸橼酸盐血症等。

312. 非生物型人工肝治疗可能发生哪些部位的出血？

答：①置管处出血；②消化道出血；③其他部位出血（鼻衄、皮肤淤点淤斑、颅内出血）。

313. 非生物型人工肝治疗置管时常选择哪些静脉？

答：①股静脉；②锁骨下静脉；③颈内静脉。

314. 人工肝治疗后与病房护士交接内容是什么？

答：患者神志状态与生命体征、治疗表单、血液标本等。

315. 非生物型人工肝治疗后相关护理内容是什么？

答：①并发症观察：有无过敏反应及出血；②活动指导：治疗后避免立即下床活动；③饮食指导：治疗后 24 ~ 72 小时内适当限制蛋白质摄入；④留置管通路的维护及并发症的防治；⑤拔管后护理：注意压迫止血和制动，观察局部出血情况。

316. 什么是血浆置换？

答：血浆置换（plasma exchange，PE）是将患者含有毒性物质与致病因子的血浆分离出去，同时用正常人的血浆或其他替代液与自身血细胞混合后重新回输体内的方法。

317. 血浆置换治疗中为什么要补充钙剂？

答：由于血浆中含有抗凝剂枸橼酸盐，血浆置换时患者可出现高枸橼酸血症，如抽搐、手脚麻木等，因此应尽早补充钙剂。

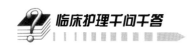

318. 什么是肝豆状核变性？

答：肝豆状核变性又称 Wilson 病，是因铜转运 ATP 酶 β 基因突变而导致的铜代谢障碍性疾病。

319. 肝豆状核变性不同分型的临床表现有哪些？

答：①肝型：转氨酶增高、急性或慢性肝炎、肝硬化、暴发性肝衰竭；②脑型：帕金森综合征、运动障碍、口 – 下颚肌张力障碍、精神症状；③其他类型：肾损害、骨关节肌肉损害或溶血性贫血；④混合型：以上各类型的组合。

320. 什么是角膜色素环？

答：角膜色素环是铜沉着于角膜后弹力层而形成的绿褐色或暗棕色环，是肝豆状核变性的典型特征之一。

321. 如何准确留取 24 小时尿铜检测的尿液？

答：①使用塑料容器或酸浸泡、清洗过的玻璃容器收集 24 小时尿液；②舍去第一天起床时的第一次尿液，之后的尿液均需收集在容器中；③第二天同样的时间起床，收集起床时第一次尿液；④容器内不加防腐剂，充分混匀后，留取 10 mL 尿液送检。

322. 使用 D-青霉胺时有哪些注意事项？

答：①必须在青霉素皮试阴性时才可使用；②神经症状加重者，避免使用 D-青霉胺；③个体化给药；④肌张力障碍导致的明显畸形者不宜选用 D-青霉胺；⑤注意补充维生素 B_6；⑥食物可影响 D-青霉胺的吸收，应在餐前 1 h 或餐后 2 h 服用。

323. 肝豆状核变性患者饮食注意事项有哪些？

答：①勿用铜制的食具及用具，如铜管运输水；②尽量避免进食含铜量高的食物，如动物的肝脏、鱼虾、菌类、豆类、坚果类；③每天饮食中铜的含量不超过 1 ~ 1.5 mg。

324. 何谓自身免疫性肝病？

答：自身免疫性肝病是一类以肝功能异常和肝脏病理损害为主要表现的非传

染性肝病。遗传易感性是自身免疫性肝病的主要因素，在此基础上的病毒感染、药物和环境因素可能是促发因素。

325. 自身免疫性肝病包括哪几类？

答：①自身免疫性肝炎（autoimmune hepatitis，AIH）；②原发性胆汁性胆管炎（primary biliary cholangitis，PBC）；③原发性硬化性胆管炎（primary sclerosing cholangitis，PSC）；④重叠综合征：同时存在以上三种疾病中的任意两种。

326. 自身免疫性肝炎的临床表现是什么？

答：①女性多发，男女比例为 1∶4，好发于 30～50 岁；②起病缓慢，轻者无症状，活动时有乏力、腹胀、食欲缺乏、瘙痒、黄疸等症状；③早期肝大伴压痛、脾大、蜘蛛痣等；④活动期常有肝外表现，如持续发热、急性游走性大关节炎及多形性红斑等。

327. 自身免疫性肝炎的治疗用药是什么？

答：目前主要采用非特异性免疫抑制剂〔泼尼松联合硫唑嘌呤治疗或者泼尼松（龙）单药治疗〕作为 AIH 的标准治疗方案。

328. 糖皮质激素的药物相关不良反应中，"Cushing 体征"有哪些表现？

答：①向心性肥胖、满月脸、多血质外貌；②全身肌肉及神经系统：肌无力，下蹲后起立困难；③皮肤表现：皮肤薄，微血管脆性增加；④心血管表现：高血压常见；⑤对感染抵抗力减弱：肺部感染多见；⑥性功能障碍；⑦代谢障碍：类固醇性糖尿病。

329. 何谓原发性胆汁性胆管炎？

答：原发性胆汁性胆管炎是一种自身免疫介导的慢性炎症、胆汁淤积性肝脏疾病。

330. 原发性胆汁性胆管炎的临床表现是什么？

答：（1）无症状期：无任何相关不适表现，多在体检或者检查时发现碱性磷酸酶、r-谷氨酰转移酶增高。

（2）临床症状期：疲劳、瘙痒、黄疸、皮肤脂黄瘤、脂肪性和代谢性骨病、

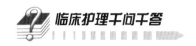

角膜色素环，晚期出现典型肝硬化、肝功能失代偿期的临床表现。

（3）相关疾病表现：干燥综合征、关节炎/关节病、硬皮病、皮肤疾病、胆结石等。

331. 原发性胆汁性胆管炎的治疗方法有哪些？

答：①熊去氧胆酸（ursodeoxycholic acid, UDCA）；②调节免疫疗法：糖皮质激素、硫唑嘌呤、环孢素、甲氨蝶呤；③抗纤维化疗法；④肝移植。

332. 自身免疫性肝病的并发症有哪些？

答：①食管胃底静脉曲张破裂出血；②肝性脑病；③自发性细菌性腹膜炎；④肝肾综合征；⑤原发性肝癌；⑥肝肺综合征；⑦肝硬化其他并发症：门静脉血栓形成、电解质紊乱。

333. 什么是酒精性肝病？

答：酒精性肝病是由于长期大量饮酒导致的肝脏疾病。初期通常表现为单纯性脂肪肝，进而可发展成酒精性肝炎、肝纤维化和肝硬化。严重酗酒时可诱发广泛肝细胞坏死，甚至引起肝衰竭。

334. 酒精性肝病的临床分型包括哪些？

答：临床分型包括轻症酒精性肝病、酒精性脂肪肝、酒精性肝炎、酒精性肝纤维化、酒精性肝硬化。

335. 酒精性肝病的影响因素有哪些？

答：①饮酒量；②饮酒年限；③乙醇（酒精）饮料品种；④饮酒方式；⑤性别、种族、肥胖；⑥肝炎病毒感染、遗传因素、营养状况等。

336. 酒精戒断的典型症状有哪些？

答：（1）单纯性戒断反应：手、舌或眼睑震颤，并有恶心呕吐、焦虑，自主神经功能亢进，如心动过速、出汗、血压增高等。

（2）震颤谵妄：意识模糊，知觉异常，全身肌肉粗大震颤，伴发热、大汗、心跳加快。

（3）癫痫样发作：停饮后 12~48 小时后出现，多为大发作。

337. 对于酒精戒断症状的处理,临床中常使用哪种镇静药物?

答:首选苯二氮䓬类药物,如地西泮。

338. 判断酒精性肝病的严重程度和预后的重要依据是什么?

答:肝活组织检查。

339. 指导患者戒酒的方法是什么?

答:逐渐减量的原则:每天饮酒量较前一天减少1/3,在1~2周内完全戒断,以免发生酒精戒断综合征。

340. 乙醇量换算公式是什么?

答:乙醇量(g) = 饮酒量(mL) × 乙醇含量(%) ×0.8。

341. 非酒精性脂肪性肝病诊断的金标准是什么?

答:肝活组织检查是诊断非酒精性脂肪性肝病的金标准。

342. 根据病理特征,非酒精性脂肪性肝病可分为哪3个阶段?

答:①第一阶段,非酒精性肝脂肪变;②第二阶段,非酒精性脂肪性肝病;③第三阶段,肝硬化和肝细胞癌。

343. 非酒精性脂肪性肝病进展的危险因素有哪些?

答:肥胖症、高血压、2型糖尿病和代谢综合征。

344. 在非酒精性脂肪性肝病(代谢相关性脂肪性肝病)的治疗中,首要目标是减轻体重,其目的是什么?

答:①改善胰岛素抵抗;②预防和控制代谢综合征、2型糖尿病及其相关并发症。

345. 对于非酒精性脂肪性肝病的超重患者主要护理措施包括什么?

答:①饮食护理;②运动;③控制体重;④改变不良的生活习惯;⑤病情监测。

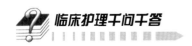

346. 非酒精性脂肪性肝病的饮食原则是什么？

答：①适当控制膳食热量摄入：每日减少 500～1000 kcal 热量；②调整膳食结构：适量脂肪和碳水化合物的平衡膳食，限制含糖饮料、糕点和深加工精致食品；③一日三餐定时定量：严格控制晚餐的热量和晚餐后进食行为。

347. 何谓肝肾综合征？

答：肝肾综合征（hepatorenal syndrome，HRS）是严重肝病患者病程后期出现的功能性肾衰竭，肾脏无明显器质性病变，是以肾功能损伤、血流动力学改变和内源性血管活性物质明显异常为特征的一种综合征。

348. 肝肾综合征根据病情进展及预后分为哪几型？

答：①肝肾综合征Ⅰ型：快速进展性肾功能损伤；②肝肾综合征Ⅱ型：缓慢进展性肾功能损伤。

349. 肝肾综合征的常见诱因是什么？

答：①细菌感染；②过度使用利尿剂；③大量放腹水；④上消化道出血；⑤胆汁淤积性黄疸等。

350. 肝肾综合征有哪些临床表现？

答：临床表现主要为少尿、无尿及氮质血症。

351. 我国肝癌高危人群有哪些？

答：①乙型肝炎（简称"乙肝"）病毒和（或）丙型肝炎病毒感染；②过度饮酒；③非酒精性脂肪性肝炎；④长期食用被黄曲霉毒素污染的食物；⑤其他原因引起的肝硬化及有肝癌家族史的人群，尤其是年龄＞40 岁的男性。

352. 肝癌按组织学分为哪几型？

答：①肝细胞型；②胆管细胞型；③混合型。

353. 肝癌的临床表现有哪些？

答：（1）肝区疼痛：最常见，多呈右上腹持续性胀痛或钝痛。

（2）肝大：肝脏进行性增大，质地坚硬，表面凹凸不平，边缘钝而不整齐。

（3）黄疸：多为阻塞性黄疸。

（4）肝硬化征象：脾大、静脉侧支循环形成及腹水等。

（5）全身性表现：进行性消瘦、发热、食欲减退、乏力、营养不良和恶病质等。

（6）伴癌综合征：自发性低血糖症、红细胞增多症等。

354. 诊断肝癌最可靠的方法是什么？

答：肝活组织检查。

355. 肝癌的转移途径是什么？

答：①血行转移；②淋巴转移；③种植转移。

356. 肝癌的治疗方法有哪些？

答：①外科治疗；②消融治疗；③经动脉化疗栓塞术；④放射治疗；⑤系统抗肿瘤治疗；⑥肝癌破裂治疗；⑦其他：中医中药治疗等。

357. 肝癌患者应用阿片类药物镇痛时常见不良反应有哪些？

答：①便秘；②恶心、呕吐；③镇静；④尿潴留；⑤谵妄；⑥瘙痒。

358. 肝癌患者应用阿片类药物镇痛出现便秘时的护理要点有哪些？

答：①每日评估排便情况，及早发现便秘征象；②遵医嘱预防性给予缓泻药物；③指导患者摄入充足的水分及膳食纤维并适当运动，规律排便；④选择腹部顺时针环状按摩；⑤持续便秘者，应排除肠梗阻、肠嵌塞、高钙血症及其他药物的影响；⑥依据便秘严重程度，遵医嘱对症处理。

359. 肝癌患者的饮食应注意什么？

答：①以高蛋白、适当热量、多种维生素为宜；②避免摄入高脂、高热量和刺激性食物，戒烟、酒；③如有肝性脑病倾向，应减少蛋白质摄入。

360. 对肝癌高危人群筛查的目的及方法是什么？

答：①目的：有助于早发现、早诊断，是提高疗效的关键。②方法：肝脏超声检查和血清甲胎蛋白测定。

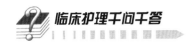

361. 什么是原发性肝癌？

答：原发性肝癌（primary carcinoma of liver）指起源于肝细胞或肝内胆管上皮细胞的恶性肿瘤，包括肝细胞癌（hepatocellular carcinoma，HCC）、肝内胆管癌（intrahepatic cholanqiocarci-noma，ICC）和 HCC-ICC 混合型 3 种不同的病理分型，其中 HCC 约占 90%，日常所称的肝癌指 HCC，是我国常见恶性肿瘤之一。

362. 原发性肝癌按大体形态分为哪几型？

答：①块状型；②结节型；③弥漫型。

363. 原发性肝癌的并发症有哪些？

答：①肝性脑病；②上消化道出血；③肝癌结节破裂出血；④继发感染。

364. 原发性肝癌的临床诊断要点是什么？

答：（1）AFP > 400 μg/L，并能触及肿大、坚硬及有结节肿块的肝脏，或影像学检查有肝癌特征性占位病变。

（2）AFP < 400 μg/L，并有两种影像学检查具有肝癌特征性占位病变，或有两种肝癌标志物阳性及一种影像学检查具有肝癌特征性占位病变。

（3）有肝癌的临床表现，并有肯定的肝外转移灶，且能排除转移性肝癌者。

365. 肝穿刺活组织检查术后护理要点是什么？

答：①患者卧床休息；②动态观察生命体征，如有脉搏细速、血压下降、面色苍白等出血征象，立即通知医生紧急处理；③观察穿刺部位，有无渗血、红肿、疼痛；④如穿刺处疼痛明显，应查明原因，遵医嘱及时给予对症处理。

366. 心脏的正常起搏点在哪？

答：窦房结为心脏的正常起搏点。

367. 什么是高血压？

答：未使用降压药物的情况下收缩压≥140 mmHg 和（或）舒张压≥90 mmHg。

368. 高血压分级及各级标准是什么？

答：（1）1 级：收缩压 140～159 mmHg 和（或）舒张压 90～99 mmHg。

（2）2 级：收缩压 160 ~ 179 mmHg 和（或）舒张压 100 ~ 109 mmHg。

（3）3 级：收缩压≥180 mmHg 和（或）舒张压≥110 mmHg。

369. 高血压的并发症有哪些？

答：①脑血管病；②心力衰竭和冠心病；③慢性肾衰竭；④动脉夹层。

370. 慢性心力衰竭分级及临床表现是什么？

答：（1）Ⅰ级：日常活动量不受限制，一般活动不引起乏力、呼吸困难等心力衰竭症状。

（2）Ⅱ级：体力活动轻度受限，休息时无自觉症状，一般活动下可出现心力衰竭症状。

（3）Ⅲ级：体力活动明显受限，低于平时一般活动即引起心力衰竭症状。

（4）Ⅳ级：不能从事任何体力活动，休息状态下也存在心力衰竭症状，活动后加重。

371. 洋地黄中毒的反应及处理是什么？

答：最重要的反应：各类心律失常，最常见的为室性期前收缩，多呈二联律或三联律。

处理：①立即停用洋地黄。②低血钾者可口服或静脉补钾，停用排钾利尿药。③纠正心律失常，快速性心律失常可用利多卡因或苯妥英钠，一般禁用电复律；有传导阻滞及缓慢性心律失常者可用阿托品静脉注射或安置临时心脏起搏器。

372. 急性心肌梗死的症状有哪些？

答：①疼痛：为最早出现的最突出的症状，多发生于清晨；②全身症状：一般在疼痛发生后 24 ~ 48 小时出现，表现为发热、心动过速、白细胞增高和血沉增快等；③胃肠道症状；④心律失常：多发生在起病 1 ~ 2 天，24 小时内最多见，以室性心律失常最多见，尤其是室性期前收缩，常为心室颤动的先兆；⑤低血压和休克；⑥心力衰竭：主要为急性左心衰竭。

373. 什么是直立性低血压？

答：直立性低血压是指在体位变化时，如从卧位、坐位或蹲位突然站立

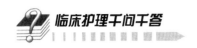

（直立位）时，发生的血压突然过度下降（收缩压/舒张压下降 > 20/10 mmHg，或下降大于原来血压的 30%），同时伴有头晕或晕厥等脑供血不足的症状。

374. 直立性低血压的预防及处理是什么？

答：①向患者讲解直立性低血压的表现；②发生直立性低血压时，应平卧、下肢取抬高位，以促进下肢血液回流；③指导患者避免长时间站立，改变姿势（从卧位、坐位起立）时动作宜缓慢；④选择在平静休息时服药，且服药后应休息一段时间再进行活动；⑤避免用过热的水洗澡或洗蒸汽浴，不宜大量饮酒。

375. 心包穿刺的术后护理是什么？

答：①穿刺部位覆盖无菌纱布并固定；②穿刺后持续监测 2 小时心电图及血压；③嘱患者休息，并密切观察生命体征变化；④心包引流者需做好引流管的护理；⑤记录抽出积液的量、颜色、性质，按要求及时送检；⑥待每天抽出心包积液量 < 25 mL 时拔除导管。

376. 心脏起搏器植入术后，在活动与休息方面应注意哪些内容？

答：（1）术后将患者平移至床上，保持平卧位或略向左侧卧位 8 ~ 12 小时，如患者平卧位极度不适，可抬高床头 30° ~ 60°。

（2）术侧肢体不宜过度活动，勿用力咳嗽，以防电极脱位；如出现咳嗽症状，尽早应用镇咳药物。

（3）经股静脉安置临时起搏器的患者需绝对卧床，平卧位或左侧卧位，术侧肢体避免屈曲或活动过度。

（4）患者卧床期间做好生活护理。

377. 心脏起搏器植入术后伤口观察、护理要点是什么？

答：（1）伤口局部以沙袋加压 6 小时，每间隔 2 小时解除压迫 5 分钟；或局部加压包扎。

（2）保持伤口处皮肤清洁干燥；严格无菌换药，术后 24 小时换药 1 次，伤口无异常可 2 ~ 3 天换药 1 次。

（3）观察起搏器囊袋有无肿胀，伤口有无渗血、红、肿，有无局部疼痛、皮肤变暗发紫、波动感等，及时发现出血、感染等并发症。

378. 目前冠心病临床诊断的金标准是什么？

答：冠状动脉造影是目前冠心病临床诊断的金标准。

379. 稳定型心绞痛的用药护理是什么？

答：（1）舌下含服硝酸甘油：观察患者胸痛变化情况。

（2）静脉输注硝酸甘油：严格控制滴速，并告知患者及家属不可擅自调节滴速，以防发生低血压。

（3）他汀类药物：严密监测转氨酶及肌酸激酶等生化指标，及时发现药物可能引起的肝损害和肌病。

380. 何谓脑梗死？

答：脑梗死又称缺血性脑卒中，是指各种脑血管病变所致脑部血液供应障碍导致的局部脑组织缺血、缺氧性坏死，而迅速出现相应神经功能缺损的一类临床综合征。脑梗死是卒中最常见的类型，占 70% ~ 80% 。

381. 发生脑梗死的病因有哪些？

答：①脑血栓形成；②脑栓塞；③血流动力学机制改变。

382. 脑梗死临床表现的一般特点有哪些？

答：年龄：多见于老年患者，首次发病的平均年龄约为 65 岁。

性别：男性多于女性。

种族：黄种人发病率较高于白种人。

既往史：半数以上的病例有高血压病史。

症状：突然或逐渐起病，出现偏瘫或偏身感觉障碍等局灶症状，一般无头痛、颅内压增高和意识障碍等表现。

383. 脑出血的治疗原则是什么？

答：①安静卧床休息，一般 2 ~ 4 周，避免情绪激动；②脱水降颅压：脑水肿可使颅内压增高，并致脑疝形成；③调整血压：护士要密切观察患者的血压变化；④防治继续出血：遵医嘱使用止血药物，密切观察患者的病情变化；⑤防治并发症：警惕因降压过快而引起的脑低灌注；⑥降低死亡率、残疾率：必要时采取外科治疗手段。

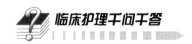

384. 引起脑出血的病因有哪些?

答:①最常见病因是高血压合并细小动脉硬化;②动静脉畸形;③脑淀粉样血管病变;④血液病（如白血病、再生障碍性贫血、血小板减少性紫癜、血友病、红细胞增多症等）;⑤抗凝或溶栓治疗等。

385. 何谓眩晕? 眩晕的临床分类有哪些?

答:(1) 眩晕是一种运动性或位置性错觉,造成人与周围环境空间关系在大脑皮质中反应失真,使人产生旋转、倾倒及起伏等感觉。

(2) 分类:临床上按眩晕的性质可分为真性眩晕与假性眩晕。存在自身或对外界环境空间位置的错觉称为真性眩晕;而仅有一般的晕动感,并无对自身或外界环境空间位置的错觉称为假性眩晕。

386. 头痛的分类有哪些?

答:(1) 原发性头痛:偏头痛、紧张性头痛、三叉自主神经性头痛等。

(2) 继发性头痛:由头颈部外伤、头颅和颈部血管疾病、非血管性颅内疾病、物质或物质戒断、感染、内环境紊乱、头颈及颜面部结构病变以及精神疾病引起的头痛。

(3) 痛性脑神经病及其他面痛和其他头痛。

387. 何为颅内压? 颅内压的正常值是多少?

答:(1) 颅内压的定义:是指颅腔内容物对颅内壁的压力,通常以侧卧位腰段蛛网膜下腔穿刺所测的脑脊液静水压力为代表。

(2) 正常值:80～180 mmH$_2$O,女性稍低,儿童 40～100 mmH$_2$O。

388. 颅内压增高的临床表现及常见原因有哪些?

答:(1) 临床表现:在病理状态下,颅内压超过 200 mmH$_2$O,常以头痛、呕吐、视盘水肿为主要表现。

(2) 常见原因:脑组织体积增加、颅内占位性病变、颅内血容量增加、脑脊液增加、颅腔狭小等。

389. 何为脑疝? 常见的脑疝有哪些?

答:(1) 脑疝是颅内压增高的严重后果,部分脑组织因颅内压力差而造成移位，当移位超过一定的解剖界线时，则称为脑疝。脑疝是神经系统疾病最严重的症状之一，如不及时发现或救治，可直接危及生命。

（2）常见的脑疝：小脑幕裂孔疝和枕骨大孔疝。

第二节　外　科

390. 什么是 PTCD？

答：PTCD（percutaneous transhepatic cholangial drainage）是指经皮肝穿刺胆道引流术，亦称经皮经肝胆道引流术，是在影像设备引导下，经皮肝穿刺胆道并置入引流管，将胆道内淤积的胆汁引流到体外或引流入十二指肠的一系列措施。

391. 经皮肝穿刺胆道引流术的适应证有哪些？

答：①不能手术的恶性肿瘤引起的胆道梗阻；②重度梗阻性黄疸患者行外科手术前减轻黄疸；③良性胆道狭窄；④行多次胆道修补、胆道重建及胆肠吻合口狭窄。

392. 经皮肝穿刺胆道引流术常见穿刺部位有哪些？

答：PTCD 常见穿刺部位有剑突下、腋前线 9～11 肋间。

393. 经皮肝穿刺胆道引流术包括哪几种引流方式？

答：经皮肝穿刺胆道引流术包括单纯外引流术、内外引流术。

394. 经皮肝穿刺胆道引流术留置引流管的护理有哪些？

答：①保持引流管通畅，避免扭曲、打折；②平卧时引流管的高度低于腋中线，站立或活动时低于切口位置；③避免过度活动和提取重物；④准确准时记录引流液的量，观察引流液的颜色；⑤保持切口处敷料清洁、干燥。

395. 经皮肝穿刺胆道引流术的主要并发症有哪些？

答：主要并发症包括胆道出血、胆汁漏、胆道感染、导管阻塞。

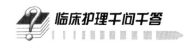

396. 什么是胆道内支架置入术？

答：胆道内支架置入术是指在数字减影血管造影机引导下，经皮穿刺进入胆管，将内支架放置在胆道阻塞部位，使肝内淤积的胆汁沿生理通道流入十二指肠，部分或完全恢复胆系的生理功能，解除胆汁缺乏引起的消化不良，恢复肠肝循环及肠道微生态环境。

397. T形管造影检查前后开放的时间是多久？

答：T形管造影检查前后开放的时间是24小时。

398. 胆囊结石手术治疗的适应证有哪些？

答：适应证具体指结石反复引起临床症状或结石嵌顿于胆囊颈部、胆囊管者应给予手术治疗。此外，以下情况也应考虑手术治疗：① 结石数量多及结石直径≥2~3 cm；②胆囊壁钙化或瓷性胆囊；③伴有胆囊息肉（≥1 cm）；④胆囊壁增厚（>3 mm），即伴有慢性胆囊炎。

399. 胆石形成的原因有哪些？

答：胆石的成因十分复杂，是多因素综合作用的结果：① 胆汁淤滞；②胆道感染；③胆道异物；④胆道梗阻；⑤代谢因素；⑥胆囊功能异常；⑦其他。

400. 胆瘘的护理要点有哪些？

答：观察腹部体征及引流液情况，一旦发现异常，及时协助处理：① 充分引流胆汁；②维持水、电解质平衡；③防止理化刺激和损伤皮肤。

401. 何谓胆管结石、肝外胆管结石、肝内胆管结石？

答：胆管结石为发生在肝内、外胆管的结石。左右肝管汇合部以下的肝总管和胆总管结石为肝外胆管结石，汇合部以上的结石为肝内胆管结石。

402. 胆总管切开取石术后，留置T形管引流的目的是什么？

答：（1）引流胆汁和减压：防止因胆汁排出受阻导致的胆总管内压力增高、胆汁外漏引起腹膜炎。

（2）引流残余结石：使胆道内残余结石，尤其是泥沙样结石通过T形管排出体外；经 T 形管行造影或胆道镜检查、取石。

（3）支撑胆道：防止胆总管切开处粘连、瘢痕狭窄等导致管腔变小。

403. T 形管引流的护理观察要点有哪些?

答：观察并记录 T 形管引流出胆汁的量、色和性状。术后 24 小时内引流量 300 ~ 500 mL，恢复饮食后可增至每日 600 ~ 700 mL，以后逐渐减少至每日 200 mL 左右。具体要点如下：①无胆汁引出时，应检查 T 形管有无脱出或扭曲；②胆汁过多时，提示胆总管下端有梗阻的可能；③胆汁混浊时，考虑结石残留或胆管炎症未完全控制。

404. T 形管拔管的护理要点有哪些?

答：①术后 10 ~ 14 日试行夹管 1 ~ 2 日；②夹管期间注意观察病情，无发热、腹痛、黄疸时，经 T 形管行胆道造影后持续引流 24 小时以上；③胆道通畅、无结石或其他病变时，再次夹闭 T 形管 24 ~ 48 小时，无不适后拔管；④年老体弱、低蛋白血症、长期使用激素者延长 T 形管留置时间，待窦道成熟后拔除；⑤拔管后，残留窦道用凡士林纱布填塞，若胆道造影有结石残留，保留 T 形管 4 周以上，再做取石或其他处理。

405. 什么是急性梗阻性化脓性胆管炎?

答：由胆管梗阻、胆汁滞留及细菌感染相互作用下发生的急性化脓性感染称为急性梗阻性化脓性胆管炎（acute obstructive suppukative cholangitis，AOSC），也被称为急性重症胆管炎（acute cholangitis of severe type，ACST）。

406. 何谓感染性休克?

答：感染性休克又称为内毒素性休克，是由于病原体（如细菌、真菌或病毒等）侵入人体，向血液内释放内毒素，导致循环障碍、组织灌注不足而引起的休克，是机体对宿主 – 微生物应答失衡的表现。

407. 感染性休克的处理原则是什么?

答：休克纠正前，着重纠正休克，同时控制感染；休克纠正后，着重控制感染。包括：①补充血容量；②控制感染；③纠正酸碱平衡失调；④应用心血管活性药物；⑤应用糖皮质激素；⑥营养支持，处理并发的 DIC、重要脏器功能障碍等。

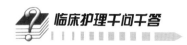

408. 手术前呼吸道的准备有哪些?

答：①戒烟；②深呼吸运动；③有效咳嗽；④控制感染。

409. 全身性外科感染常见致病菌有哪些?

答：感染的发生与致病菌数量多、毒力强和（或）机体抗感染能力低下有关。常见致病菌包括：①革兰氏阴性杆菌；②革兰氏阳性球菌；③无芽孢厌氧菌；④真菌。

410. 腹腔镜手术后常见并发症有哪些?

答：①CO_2气腹相关并发症：常见的包括高碳酸血症与酸中毒、皮下气肿、气胸、心包积气、气体栓塞、心律不齐、下肢静脉淤血、静脉血栓、腹腔内器官缺血、体温下降等；②出血；③感染。

411. 腹股沟疝手术后的护理要点有哪些?

答：①休息与活动；②饮食护理；③防止腹压增高；④预防阴囊水肿；⑤预防切口感染：病情观察、切口护理、抗生素使用。

412. 胃肠道手术后胃肠减压的护理要点有哪些?

答：①发生吻合口瘘风险小者，考虑在食管切除术后第2天拔除胃管；发生吻合口瘘风险较大者，术后第3~4天内持续胃肠减压，妥善固定胃管，防止脱出。②严密观察引流液的量、性状及颜色，并准确记录。③经常挤压胃管，定期生理盐水冲洗，避免管腔堵塞。④胃管脱出后应严密观察病情，不应盲目插入，以免戳穿吻合口。

413. 肠梗阻的典型临床表现有哪些?

答：不同类型肠梗阻的临床表现有其自身的特点，但存在腹痛、呕吐、腹胀及停止排便排气等共同表现。

414. 何为肠瘘?

答：肠瘘指肠管与其他脏器、体腔或体表之间存在病理性通道，肠内容物经此通道进入其他脏器、体腔或体外，引起严重感染、体液失衡、营养不良等改变。

415. 肠瘘手术治疗的方式有哪些？

答：①瘘口造口术；②肠段部分切除吻合术；③肠瘘局部楔形切除缝合术。

416. 胃肠瘘的护理要点有哪些？

答：①持续腹腔灌洗，低负压吸引，保持引流通畅，防止消化液积聚引起感染和腹膜炎；②纠正水电解质紊乱，加强营养支持，合理使用生长抑素；③指导患者正确使用造口袋，保护瘘口周围皮肤；④对不易愈合的瘘管，应当采用手术治疗。

417. 空肠造瘘管的护理要点有哪些？

答：妥善固定：管道固定于腹壁，防止脱出。保持管道通畅：营养液滴注前后用生理盐水或温水冲洗管道，持续滴注时每 4 小时冲洗 1 次；滴注不畅或管道堵塞时，用生理盐水或温水行"压力冲洗"或负压抽吸。营养液现配现用，使用时间不超过 24 小时；输注时注意速度、浓度和温度；观察有无腹痛、腹胀或腹泻等不良反应。

418. 什么是肿瘤微创介入手术治疗？

答：肿瘤微创介入手术治疗是在数字减影血管造影、超声、计算机断层摄影、磁共振成像、内镜和腔镜等设备引导下，利用微创技术经皮穿刺对肿瘤进行诊断和治疗的方法，可分为血管性微创介入治疗和非血管性微创介入治疗。

419. 肝肿瘤的血管内介入治疗包括哪些？

答：包括肝动脉栓塞治疗、肝动脉化疗栓塞、肝动脉灌注大剂量化疗药物治疗及经门静脉化疗或化疗栓塞。

420. 肿瘤的非血管介入治疗包括哪些？

答：物理消融治疗：热消融主要包括射频消融术、微波消融术、激光消融术、高强度聚焦超声等，冷消融包括氩氦刀、化学消融治疗、放射性粒子组织间植入治疗、腔道扩张成形治疗、内支架植入术等。

421. 介入手术室安全环节包括哪几次核查？

答：第一次为介入手术麻醉前/进入操作室；第二次为介入手术破皮前/操作

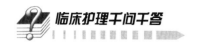

前；第三次为离开介入手术室/操作完成后。

422. 介入手术中核查的内容包括哪些？

答：①患者姓名、住院/门诊号；②操作名称、操作部位、预计操作时长；③操作关注点；④患者生命体征；⑤灭菌物品；⑥仪器设备准备；⑦特殊用药情况；⑧操作耗材确认。

423. 介入放射个人防护用品有哪些？

答：铅橡胶防护围裙、铅橡胶帽子、铅橡胶颈套、铅防护眼镜。

424. 铅衣应怎样进行清洁消毒？

答：①严禁洗涤，避免与酸碱等化学物品接触；②手术结束后铅衣表面紫外线照射 1 小时；③每周用消毒纸巾或中性洗涤液擦洗后悬挂晾干，并记录；④每月对铅衣表面涂抹培养，细菌菌落总数 ≤ 10 CFU/cm^2 且无致病微生物为合格标准。

425. 介入手术患者在手术间的保护措施有哪些？

答：①注意遮挡患者，保证其隐私不受侵犯；②注意保暖，避免体温过低或者过高；③全身麻醉的患者术中进行影像扫描时需加强气管插管的保护，确保呼吸道通畅；④手术结束后防止坠床或管路滑脱，由医护人员共同协助患者从手术床移至推床，注意动作轻缓一致，避免因穿刺部位包扎的敷料移位而导致出血，保障患者安全。

426. 预防术中低体温的措施有哪些？

答：①在手术过程中注意监测体温，维持体温在 36 ℃以上；②随时注意调节室温，维持室温在 22～24 ℃，不能过低；③采用暖水袋、保温毯、压力气体加温、盖被等措施对患者保暖，确保患者术中温暖舒适；④输注液加温。

427. 介入手术体位的安置原则有哪些？

答：①保证手术安全进行；②保证患者安全、舒适；③保证患者肢体处于功能位；④不影响患者的血液循环。

428. 介入术后患者的回访内容有哪些？

答：①术后生命体征；②术后疼痛情况；③术区皮肤情况；④术后精神状态；⑤引流管路情况。

429. 什么是经肝动脉化疗栓塞术？

答：经肝动脉化疗栓塞术（transcatheter arterial chemoem-bolization，TACE），即经皮穿刺股动脉插管，将化疗药物与栓塞剂（如碘油）经肝癌供血动脉支混合注入，在栓塞肿瘤供血动脉的同时，使化疗药物在肿瘤组织局部持续、缓慢释放，进一步杀伤肿瘤的一种微创手术。

430. 原发性肝癌介入治疗的适应证有哪些？

答：①不能手术切除的中晚期肝癌；②因其他原因不宜手术切除的肝癌；③癌块过大，化疗栓塞可能使癌块缩小，以利二期切除；④肝内存在多个癌结节者；⑤肝癌主灶切除，肝内仍有转移者；⑥肝癌复发，无再次手术切除可能者；⑦肝癌破裂出血不适合肝癌切除者；⑧控制肝癌疼痛；⑨行肝移植术前等待供肝者。

431. 原发性肝癌介入治疗的禁忌证有哪些？

答：①肝功能损害严重，有明显腹水、黄疸；②肝癌体积占肝脏 3/4 以上者；③有凝血机制障碍、出血倾向者；④严重的器质性疾患，如心肺肾功能不全者；⑤严重的代谢性疾病如糖尿病，或严重的代谢紊乱如低钠血症未予控制者；⑥门静脉高压中度以上胃底食管静脉曲张者；⑦碘过敏、解剖变异，无法完成选择性肝动脉插管者；⑧重度感染者。

432. 经肝动脉化疗栓塞术术前准备有哪些？

答：①指导患者进行呼吸训练，练习床上排便；②术前 1 日洗澡或清洁穿刺区域皮肤，必要时备皮；③术前 4 小时禁食固体食物，术前 2 小时禁水；④摘除金属饰物、排空膀胱，女患者避开月经期；⑤选择左上肢建立静脉通道，行碘过敏试验；⑥做好患者的生命体征观察，携带病历、影像资料、沙袋等。

433. 经肝动脉化疗栓塞术术前病房护士与手术室护士的交接内容有哪些？

答：患者交接：皮肤情况、碘过敏试验结果、术前用药、有无静脉通道及其

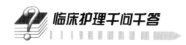
他管路。

病历交接：双方核对介入手术患者交接单并签字。

物品交接：沙袋、影像资料、术前所带药品。

434. 经肝动脉化疗栓塞术术后手术室护士与病房护士的交接内容有哪些？

答： 患者交接：穿刺部位敷料情况、是否使用压迫止血器、足背动脉搏动情况、术中用药、静脉通道及其他管路情况。

病历交接：双方核对介入手术患者交接单并签字。

物品交接：沙袋、影像资料。

435. 经肝动脉化疗栓塞术术后预防穿刺部位出血的护理措施有哪些？

答： ①患者术后取平卧位，穿刺处压迫 15 ~ 20 分钟后加压包扎；②穿刺侧肢体伸直制动 6 小时，卧床 12 ~ 24 小时；③避免剧烈咳嗽、打喷嚏和用力排便，以免腹压骤增而导致穿刺部位出血；④密切观察穿刺部位有无渗血、渗液、敷料脱落、皮下血肿等。

436. 经肝动脉化疗栓塞术术后出现股动脉穿刺处皮下血肿如何处理？

答： ①立即双手压迫，给予重新包扎；②出现穿刺处皮下血肿时，先排除假性动脉瘤的可能；③单纯皮下血肿，记录其发生时间、大小、软硬程度，严密观察转归，班班交接；④血肿较小者给予 50% 硫酸镁湿敷；⑤血肿较大时及时请血管外科会诊协助处理。

437. 经肝动脉化疗栓塞术术后患者的饮食指导有哪些？

答： ①术后 2 小时饮水，4 小时进食；②进食高蛋白、高热量、高维生素、清淡、易消化软食；③避免食用豆浆、牛奶等产气类食物，减少腹胀；④进食不宜过快、过烫、过硬，避免食用辛辣刺激性食物；⑤饮食规律，少食多餐，避免暴饮暴食。

438. 经肝动脉化疗栓塞术术后发热的相关因素有哪些？

答： 肿瘤组织缺血坏死，体内吸收毒素导致发热，常在术后 1 ~ 2 天出现，通常体温在 38 ~ 39 ℃，大多持续 7 ~ 14 天，也可持续 1 个月，持续时间多与栓塞治疗的肿瘤的大小、多少有关。

439. 什么是 TIPS？

答：经颈静脉肝内门体静脉分流术（transju-gular intrahepatic portosystemic shunt，TIPS），是通过血管腔内技术，经颈静脉入路从肝静脉穿刺肝内门静脉，在肝静脉与门静脉之间的肝实质内形成门 – 体分流道，使血液回流入体循环，以门静脉阻力明显降低为目的的一种技术。

440. 经颈静脉肝内门体静脉分流术的适应证有哪些？

答：①急性食管静脉曲张出血；②胃静脉曲张出血；③预防食管静脉、胃静脉曲张再出血；④门静脉高压合并门静脉血栓；⑤肝硬化顽固性或复发性腹水、肝性胸腔积液和肝肾综合征；⑥巴德 – 基亚里综合征；⑦肝窦阻塞综合征。

441. 经颈静脉肝内门体静脉分流术术后为什么易并发肝性脑病？

答：因 TIPS 术后，大量血液不经肝脏解毒直接入血，从而血氨升高引起肝性脑病。

442. 经颈静脉肝内门体静脉分流术与穿刺相关的并发症有哪些？

答：①疼痛；②肝内血管损伤；③腹腔内出血；④胆道出血；⑤急性心脏压塞；⑥其他：心律失常、肝包膜下血肿、肝内血肿、胆囊穿孔。

443. 经颈静脉肝内门体静脉分流术术后胆道出血的观察要点有哪些？

答：观察术后有无发热、黄疸、腹痛、便血或呕血等。

444. 血管支架植入术术后抗凝疗法的目的是什么？

答：抗凝疗法的目的是降低机体的凝血能力，使高凝状态得到控制，预防血栓发生，使已形成的血栓不再继续发展。

445. 肝硬化门静脉高压手术后常见并发症有哪些？

答：①出血；②肝性脑病；③感染；④静脉血栓。

446. 什么是化学消融？

答：化学消融是指在影像引导下将化学消融剂通过经皮穿刺的专用针具直接注射到肿瘤内而毁损原位、破坏肿瘤组织的微创治疗方法。

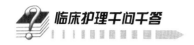

447. 什么是射频消融？

答：射频消融是在超声或 CT 引导下将射频电极插入肿瘤组织，射频电极电磁波使得肿瘤组织内部升温，细胞内外水分蒸发、干燥、固缩，以致无菌性坏死，从而杀灭肿瘤细胞，以达到治疗目的。

448. 什么是微波消融？

答：微波消融是利用频率 >900 MHz 的电磁波，通过微波对生物组织的加热效应引起肿瘤组织变性坏死。

449. 什么是冷冻消融？

答：冷冻消融也称为冷冻手术或低温外科手术、冷冻疗法、冷冻外科消融等，是利用超低温选择性原位灭活病变组织的方法。

450. 冷冻消融的并发症有哪些？

答：①冷休克；②出血；③皮肤冻伤。

451. 冷冻消融导致皮肤冻伤的护理方法是什么？

答：①患处皮肤给予安尔碘局部消毒，硫酸镁表面湿敷，无菌纱布包扎；②根据损伤程度选择更换敷料次数；③包扎采用半暴露包扎法，使患处皮肤保持清洁干燥；④可用银离子抑制剂及磺胺嘧啶银等喷涂患处促进伤口愈合。

452. 消融手术前患者如何进行呼吸训练？

答：①指导患者取平卧位，平静下屏气 10 ~ 15 秒；②嘱患者慢慢向外吐气，反复练习直至呼吸规律。

453. 消融手术前的准备有哪些？

答：（1）患者准备：① 肠道准备包括局部麻醉术前 4 ~ 6 小时禁食水；全身麻醉术前 12 小时禁食水；②皮肤准备包括术前 1 天清洁穿刺处皮肤，更换清洁衣裤；③若为高血压患者，手术当日常规服用降压药。

（2）护士准备：①手术当日行碘过敏试验；②使用 22G 留置针建立静脉通路；③术前 15 ~ 30 分钟肌内注射止血药物；④携带病历护送患者至消融手术室。

454. 肝肿瘤消融术术后的护理有哪些?

答:①术后平卧6小时,24小时后无异常可下床活动;②给予心电监护,严密观察生命体征及血氧饱和度情况;③观察穿刺部位皮肤,是否有红肿、渗血、渗液及温度、色泽变化,如有异常应汇报给医生;④术后常规禁食水2小时,6小时后病情稳定可改为半流质饮食,鼓励患者多饮水,促进术中造影剂的排泄,减少对肾脏的损害。

455. 肝肿瘤消融术术后常见的并发症有哪些?

答:①消融后综合征;②气胸;③肠瘘;④血红蛋白尿;⑤感染;⑥消化道出血;⑦腹膜腔/胸腔出血;⑧肿瘤种植;⑨肝衰竭。

456. 消融治疗后为什么会出现血红蛋白尿?

答:因为消融治疗使肿瘤细胞坏死,大量蛋白被分解,其产物可堵塞肾小管,患者会出现血红蛋白尿。

457. 消融治疗后患者出现血红蛋白尿的护理要点有哪些?

答:①密切观察并记录患者尿液颜色、尿量;②患者出现排尿异常、尿量减少时,及时给予利尿,嘱患者多饮水,多食新鲜水果和蔬菜,以增加液体量;③静脉滴注5%碳酸氢钠溶液以碱化尿液。

458. 介入手术室医用瓶装气体四定管理措施有哪些?

答:四定即定人、定位、定数、定期检查。
(1)定人:定专人管理,负责更换气体并做好交接。
(2)定位:根据工作需要,确定和保持各类气体钢瓶储存的基数。
(3)定数:各种气体钢瓶分类定位放置。
(4)定期:定期检查,专人清点查看标志牌、气压,做好日常安全管理和记录。

459. 介入手术室气体标志牌的使用原则有哪些?

答:①熟悉不同气体瓶标志牌的颜色,氩气瓶用浅灰色标志牌,氮气瓶用黄色标志牌,氧气瓶为蓝色标志牌;②警示标注如防火、防油、防震、防热等四防标语,牢固悬挂在钢瓶颈部;③气体标志牌有塑料胶套,内装微创手术室气体交

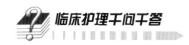

接使用表，表上记录着气体瓶的名称、接收时间、接收人、气体的有效期、钢瓶号、卫生状况、使用情况等。

460. 目前治疗肝癌首选和最有效的方法及其适应证是什么？

答：部分肝切除，目前仍是治疗肝癌首选和最有效的方法。

适应证：①无明显心、肺、肾等重要脏器器质性病变；②Child-Pugh 分级属 A 级或 B 级，经短期护肝治疗后肝功能恢复到 A 级，有条件的医院，术前可做吲哚菁绿清除试验；③无肝外多处转移；④评估肝切除后残肝体积手术后足够维持肝功能。

461. 留置 T 形引流管预防感染的护理要点有哪些？

答：①长期带管者，定期更换引流袋，更换时注意严格无菌操作；②平卧时引流管的远端不可高于腋中线，坐位、站位或行走时不可高于引流管口平面，以防胆汁逆流引起感染；③引流管口周围皮肤覆盖无菌纱布，保持局部干燥，防止胆汁浸润皮肤引起炎症反应。

462. 肝癌中晚期肝区疼痛的特点是什么？

答：①多为右上腹或中上腹持续性钝痛、胀痛或刺痛，夜间或劳累后加重，多系癌肿迅速生长致肝包膜紧张所致。②疼痛部位与病变位置有密切关系，如位于肝右叶顶部的癌肿累及膈肌时，疼痛可牵涉至右肩背部；左肝癌常表现为胃区疼痛；当肝癌结节发生坏死、破裂，引起腹腔内出血时，则表现为突发右上腹剧痛、腹膜刺激征等表现。

463. 肝癌切除术后病情观察要点有哪些？

答：①观察生命体征、意识、尿量，全身皮肤黏膜有无出血点，有无发绀及黄疸等；②观察伤口渗血、渗液情况；③观察有无腹痛、腹胀及腹膜刺激征；④观察引流液的颜色、性状及量。

464. 肝部分切除术后常见并发症有哪些？

答：（1）出血：是肝切除术后常见的并发症之一。

（2）膈下积液及脓肿：是肝切除术后严重并发症之一，多发生在术后 1 周左右。

（3）胆汁漏：因肝断面小胆管渗漏或胆管结扎线脱落、胆管损伤所致。

（4）肝性脑病：因肝解毒功能降低和（或）手术创伤易致肝性脑病。

465. 肝脓肿的临床表现有哪些？

答： 症状：寒战、高热、肝区疼痛、消化道及全身症状。

体征： 肝区压痛和肝大最为常见。右下胸部和肝区可有叩击痛，肿大的肝脏有压痛。脓肿巨大时，右季肋部呈饱满状态，局部皮肤可出现红肿、皮温升高。若能触及肿大的肝脏或肝内波动性肿块，可出现腹肌紧张。

466. 治疗中晚期肝衰竭最有效的挽救性治疗手段是什么？

答： 治疗中晚期肝衰竭最有效的挽救性治疗手段是肝移植。

467. 经典原位肝移植的定义是什么？

答： 经典原位肝移植是将肝后下腔静脉连同受者病肝一起完整切除，将供肝肝上、肝下下腔静脉与受者下腔静脉残端吻合的手术方式。

468. 肝移植的适应证有哪些？

答： ①肝实质疾病；②先天性肝代谢障碍性疾病；③终末期胆道疾病；④肝脏肿瘤不能手术切除者。

469. 肝移植术前备皮范围是什么？

答： 肝移植术前备皮范围是自锁骨水平至大腿上 1/3 前内侧及外阴部，两侧到腋后线。

470. 肝移植患者是否可以自行调整或者停止使用免疫抑制药物？

答： 肝移植患者不能擅自调整药物或停药，患者的免疫耐受性决定免疫抑制药物是否可以停用，除非在移植医生的严密监测下。

471. 肝移植患者达到什么条件可以考虑拔除气管插管？

答： ①神志清醒；②咳嗽有力，咳嗽反射良好；③呼吸道分泌物少，易咳出；④血流动力学稳定；⑤自主呼吸恢复（＜30 次/分），吸氧浓度≤40%，$PaO_2 \geqslant 60$ mmHg。

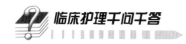

472. 哪些真菌感染在肝移植受者中最常见？

答：①念珠菌（占75%）；②曲霉菌（占20%）。

473. 肝移植术后首选的检查是什么？

答：肝移植术后首选的检查是超声检查。超声检查对肝脏有较高的敏感性、无创性和可重复性。

474. 肝移植术后定期随访的时间如何安排？

答：术后1~3个月每周1次，4~6个月每2周1次，6个月~1年每月1次，1年后应每年检查3~4次（维持终身）。

475. 肝移植术后能接种流感疫苗吗？

答：一般术后3个月内不能接种流感疫苗，因为免疫抑制患者有患流感的高度风险。

476. 肝移植术后哪些指标提示移植肝功能良好？

答：胆汁出现，凝血功能障碍纠正，患者从麻醉中清醒，乳酸水平下降。

477. 肝移植术后感染常见的表现有哪些？

答：①发热或寒战；②神志模糊；③咳嗽咳痰、气短；④疲劳、厌食、体重减轻；⑤尿急、尿频、尿痛、血尿；⑥关节或肌肉痛；⑦颈部僵直、腺体肿大；⑧手术切口及T形管或引流管周围有渗液、出血、疼痛、肿胀或有异味

478. 肝移植术后急性排斥反应的表现有哪些？

答：术后4周是急性排斥反应的高危期，常发生于术后7~14天。主要的临床表现有：①发热、全身不适、精神萎靡、乏力、昏睡；②食欲减退、腹胀、腹水、肝区胀痛、黄疸、皮肤瘙痒；③胆汁量减少、颜色变淡；④肝功能异常。

479. 肝移植术后患者居家指导有哪些？

答：①不提重物：前8周负重不超过10磅（约4.5 kg），8周后重量可以逐渐增加，以免增加切口疝发生的风险；②不吸烟、饮酒；③适当运动，6个月内禁止剧烈体育活动；④居住环境清洁，不饲养宠物；⑤肝移植术后3~6个月内

可恢复工作、学习或正常的家庭生活。

480. 肝移植术后排斥反应分为哪几种？

答：分为3种，超急性、急性和慢性排斥反应。

481. 肝移植术后胆道并发症主要有哪些？

答：胆瘘、吻合口狭窄、胆管缺血性改变、胆管结石形成及乳头括约肌功能紊乱等。

482. 肝移植术后患者出现腹泻的原因是什么？

答：是由肝移植患者长期服用免疫抑制剂导致的。

483. 肝移植术后 T 形管观察要点是什么？

答：观察并记录胆汁量：一般最初每天 100 mL 左右，之后每天 300 ~ 500 mL，胆汁过少提示肝功能障碍，胆汁过多提示胆总管下段不通畅。

观察并记录胆汁的颜色和性状：有无混浊、泥沙或絮状物等。

484. 肝移植术后 T 形管夹管的时机是什么？

答：肝移植术后 10 ~ 14 天在胆汁引流情况良好、胃肠功能恢复的情况下可试行夹管，夹管的时间和开放的时间最好在每天的同一时间进行，这样有利于免疫抑制剂浓度的稳定。

485. 肝移植术后 T 形管拔管时间及注意事项是什么？

答：T 形管拔管时间应在术后 3 个月或更久。拔管前应做 T 形管造影，确保无胆管并发症，同时做胆汁培养和药敏试验。

486. 肝移植术后何时拔除胃管？

答：肝移植术后患者肠蠕动恢复，肛门排气，即可拔除胃管。

487. 肝移植术后常见并发症及出血的观察要点是什么？

答：常见并发症：①出血；②感染；③排斥反应；④胆道系统并发症；⑤血管并发症；⑥代谢并发症；⑦慢性肾病；⑧原发性移植物无功能。

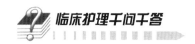

出血的观察要点包括：神志状态、生命体征、中心静脉压、伤口渗血、各引流管引流情况（包括尿量）、24小时出入量、血常规、凝血功能等。

488. 急性胰腺炎的病因是什么？

答：①胆道疾病；②高脂血症；③过量饮酒；④十二指肠液反流；⑤创伤及医源性因素；⑥其他：饮食因素、感染因素、内分泌和代谢因素、药物因素、遗传和自身免疫性疾病、病因不明的特发性急性胰腺炎、肿瘤。

489. 急性胰腺炎的临床表现有哪些？

答：症状：腹痛、腹胀、恶心、呕吐、发热、休克和器官功能障碍。
体征：腹膜炎体征、皮下出血、黄疸。

490. 胰腺癌手术前的肠道准备有哪些？

答：术前3天开始口服抗生素抑制肠道细菌，预防术后感染；术前2天进食流质饮食；术前晚间行全肠道灌洗或清洁灌肠，减少术后腹胀及并发症的发生。

491. 胰瘘的护理要点有哪些？

答：①取半卧位，保持引流通畅；②根据胰瘘程度，采取禁食、持续胃肠减压、静脉泵入生长抑素等措施；③严密观察引流液量、颜色和性状，准确记录；④必要时做腹腔灌洗引流，防止胰液积聚侵蚀内脏、腐蚀大血管或继发感染；⑤保护腹壁瘘口周围皮肤，可用凡士林纱布覆盖、皮肤保护膜或氧化锌软膏涂抹。

492. 何谓壶腹周围癌？

答：壶腹周围癌是指发生于距十二指肠乳头2 cm以内的肿瘤，主要包括壶腹癌、胆总管下端癌和十二指肠腺癌。壶腹周围癌因其起源组织器官的不同而具有不同的临床表现，其恶性程度明显低于胰头癌，手术切除率和5年生存率均明显高于胰头癌。

493. 腹腔引流的护理要点有哪些？

答：①引流管：妥善固定，标识清楚，保持通畅；②引流袋：引流袋须低于腹部引流口，以防逆行性感染；③引流液：观察并记录引流液的颜色、性状和量；④皮肤护理：保持引流管周围皮肤干燥清洁；⑤拔管指征：引流液清亮且量小于 10 mL/d、无发热、无腹胀、白细胞计数恢复正常时，可考虑拔除腹腔引流管。

494. 急性肺栓塞的表现及护理要点有哪些？

答：急性肺栓塞表现：胸痛、呼吸困难、咯血、血压下降、晕厥等。

护理要点：①患者立即平卧，避免深呼吸、咳嗽或剧烈翻动；②给予高浓度氧气吸入；③建立静脉通道抗休克治疗，配合抢救；④根据患者栓塞面积的大小以及生命体征情况进行抗凝治疗；⑤药物治疗效果不佳时，进行手术治疗或微创介入治疗。

495. 肾损伤患者术前并发症的观察要点是什么？

答：①尿外渗：密切观察患者尿量的变化及腰腹部肿块的情况；②尿性囊肿：多数为伤后近期发生，要做好肾区肿块和患者体温的观察，必要时协助医生行穿刺引流术；③迟发性出血：密切观察生命体征的变化，严密观察尿色变化，尿色深红说明有出血发生；④肾周脓肿：密切观察患者体温变化。

496. 尿失禁分为哪几类？

答：①女性压力性尿失禁；②神经源性尿失禁；③急迫性尿失禁；④儿童遗尿症；⑤前列腺术后尿失禁；⑥原位新膀胱尿失禁。

497. 泌尿系统结石形成的高危因素有哪些？

答：（1）代谢因素：尿液酸碱度、高钙血症、高钙尿症。

（2）局部解剖因素：尿路梗阻、感染和尿路中存在异物。

（3）药物相关因素：尿液浓度高，溶解度低的药物如氨苯蝶啶、治疗 HIV 感染的药物；诱发结石形成的药物如乙酰唑胺、维生素 D、维生素 C。

498. 肾结石的常见治疗方式有哪些？

答：①非手术治疗：肾绞痛的对症治疗、药物治疗；②手术治疗：体外冲击波碎石术、软性输尿管镜碎石术、经皮肾镜取石术、腹腔镜或开放手术。

499. 肾结石手术后留置双 J 管的作用是什么？

答：①起到内引流、内支架的作用；②扩张输尿管的作用，有助于小结石的

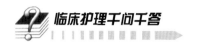

排出，防止输尿管内"石街"形成。

500. 肾结石手术后留置双 J 管的护理要点有哪些？

答：①尽早取半卧位，多饮水、勤排尿，勿使膀胱过度充盈而引起尿液反流。②鼓励患者早期下床活动，避免活动不当、咳嗽、便秘时用力排便等使腹压增加的情况。③出院前宣传教育：若出现疼痛、血尿等情况应减少活动、多饮水，如出现膀胱刺激症状、尿中有血块等要及时就诊。术后 4 ~ 6 周回医院复查后拔管。

501. 膀胱癌的临床表现有哪些？

答：（1）血尿：典型血尿为无痛性和间歇性。

（2）膀胱刺激症状：包括尿频、尿急、尿痛。

（3）其他：当肿瘤浸润达肌层或发生在膀胱内口等部位时，伴有疼痛、排尿困难、尿潴留、肾积水等症状。当发生盆腔淋巴结转移时可引起腰骶部疼痛和下肢水肿。

502. 膀胱癌术后膀胱灌注时护理要点有哪些？

答：①膀胱灌注药物前避免大量饮水，注意排空膀胱；②充分润滑导尿管，减少尿道黏膜损伤；③灌注药液保留 0.5 ~ 2 小时，每 15 ~ 30 分钟变换一次体位，使药液均匀与膀胱壁接触；④灌注后大量饮水，以利于降低药物浓度，减少对尿道黏膜的刺激；⑤如有化学性膀胱炎、血尿等症状，应延长灌注时间间隔，特别严重者暂停膀胱灌注。

503. 什么是膀胱过度活动症？有何特点？

答：①膀胱过度活动症（overactive bladder，OAB）是一种以尿急症为特征的症候群，常伴有尿频和夜尿症状，伴或不伴有急迫性尿失禁，没有尿路感染或其他明确的病理改变。②特点：OAB 在尿动力学上可表现为逼尿肌过度活动，也可为其他形式的尿道 – 膀胱功能障碍。

504. 肾癌的手术治疗方式有哪些？

答：①根治性肾切除术，是治愈肾癌的方法；②肾部分切除术，适用于 T1a 期、位于肾脏表面、便于手术操作的肾癌；③微创治疗，适用于不适合手术的小肾癌患者的治疗。

505. 肾癌手术后的护理要点有哪些？

答：（1）手术后的护理要点：卧床与休息，肾切除术后 6 小时床上适当活动，术后第一天鼓励下床活动；肾部分切除术后需卧床休息 3～5 天。

（2）并发症的观察与护理：术中和术后出血是最主要的并发症，要密切观察患者的生命体征，术中可能误伤输尿管、破损的肾集合系统缝合欠佳等情况，也要密切观察患者尿量变化，还要观察患者肾周情况，有无肿块或渗出增多。

506. 良性前列腺增生症的临床表现有哪些？

答：（1）尿频：是最常见的早期症状。

（2）进行性排尿困难：是最重要的症状。

（3）尿潴留及尿失禁：梗阻加重时会发生。

507. 良性前列腺增生症术后持续膀胱冲洗的护理要点有哪些？

答：（1）冲洗温度：避免过冷或过热。

（2）冲洗速度：根据尿色而定，尿色深红可调快冲洗速度，尿色淡红可调慢冲洗速度。

（3）确保通畅：若血凝块堵塞管道，可采取挤捏尿管、调整导管位置等方法。

（4）观察记录：准确记录尿量、冲洗量和排出量，同时观察记录引流液的颜色和性状。

508. 前列腺癌手术后并发症的护理措施是什么？

答：①尿失禁：坚持盆底肌锻炼，配合电刺激和生物反馈治疗；②勃起功能障碍：做好患者的心理护理，遵医嘱进行相应治疗。

509. 什么是 PSA？

答：PSA（prostate-specific antigen）是前列腺特异性抗原的英文缩写，是一种含有 237 个氨基酸的蛋白酶，由前列腺上皮细胞及尿道周围组织分泌，以游离和结合两种形式存在。PSA 作为前列腺器官特异性而非前列腺癌特异性生物标志物，良性前列腺增生、前列腺炎等也可能升高。

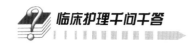

510. 前列腺特异性抗原检测结果受哪些因素影响？

答：PSA 检测结果受射精 24 小时后、导尿 48 小时后、直肠指诊 1 周后、前列腺穿刺 1 个月后等因素影响。

511. 阴茎癌的发病与哪些因素相关？

答：①包茎；②人类乳头状瘤病毒；③吸烟；④人类免疫缺陷病毒感染；⑤外生殖器疣；⑥阴茎皮疹；⑦阴茎裂伤；⑧性伙伴数量。

512. 上尿路上皮癌的发生因素有哪些？

答：①吸烟；②从事石油化工，长期接触煤、沥青等；③服用镇痛药、化疗药、含有马兜铃酸的中草药；④慢性炎症、感染；⑤遗传；⑥巴尔干肾病。

513. 肾结核的好发年龄是多少？

答：好发于 40～60 岁男性。幼儿和老年人发病较少，儿童发病多在 10 岁以下。

514. 肾结核的临床表现有哪些？

答：①尿频、尿急、尿痛：是典型症状；②血尿：是重要症状，常为终末血尿；③脓尿：是常见症状，患者均有不同程度的脓尿；④腰痛和肿块：肾结核主要病变在肾时，无明显腰痛，破坏严重或梗阻时，腰部钝痛或绞痛。

515. 常见的肾上腺疾病有哪些？临床表现是什么？

答：（1）皮质醇增多症：表现为脂肪重新分布和向心性肥胖、糖代谢异常和糖尿病、水钠潴留、高血压、低钾血症、性功能紊乱、蛋白代谢变化、皮肤骨骼肌肉变化。

（2）原发性醛固酮增多症：表现为高血压、低钾血症、烦渴、多饮、多尿。

（3）儿茶酚胺增多症：表现为高血压、代谢改变、儿茶酚胺性心肌病。

516. 皮质醇增多症术后会有哪些并发症？护理要点是什么？

答：（1）急性肾上腺皮质功能不足：立即输入肾上腺皮质激素，并纠正水电解质、酸碱平衡失调等治疗，避免使用吗啡、巴比妥类药物，严密观察病情变化，警惕肾上腺危象发生。

（2）感染：监测体温变化，做好对症处理及基础护理。

517.经皮肾镜手术后，留置肾造瘘管的护理要点有哪些?

答：（1）妥善固定：勿牵拉造瘘管，防止脱出或移位。

（2）防止逆流：引流管的位置不得高于造瘘口，避免引流液逆流引起感染。

（3）保持通畅：勿压迫、折叠导管。

（4）观察记录：记录引流液的颜色、性状和量。

（5）拔管：拔管前先夹毕24~48小时，观察患者有无特殊不良反应，如无不适则可拔管，拔管后观察是否有出血。

518.肾移植术后如何为患者合理补液?

答：（1）合理选择血管通道：原则上不在手术侧下肢和动静脉造瘘侧的肢体建立静脉通道。

（2）输液原则：记录24小时出入量，遵循"量出为入"的原则，多出多入、少出少入；根据尿量和中心静脉压及时调整补液速度与量，保持出入量平衡；后1小时的补液量与速度依照前1小时排出的尿量而定；当血容量不足时需要加速扩容。

519.肾移植术后急性排斥反应的护理要点有哪些?

答：观察患者生命体征、尿量、肾功能及移植区局部情况。

遵医嘱正确、及时执行抗排斥反应的冲击治疗，并观察效果。注意观察患者腹部及大便色泽，警惕应激性溃疡的发生。

排斥逆转的判断：体温下降、尿量增多、体重稳定、移植肾肿胀消退、全身症状缓解、血肌酐和尿素氮下降，提示排斥逆转。

第三节　妇　产　科

520.妊娠期分为几个时期? 分别是什么?

答：妊娠期分为早期妊娠、中期妊娠及晚期妊娠3个时期，分别是：①妊娠未达到14周称为早期妊娠；②妊娠第14~27^{+6}周称为中期妊娠；③妊娠第28周及其后称为晚期妊娠。

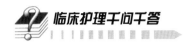

521. 正常胎心率范围是多少？

答：正常胎心率范围为 110～160 次/分。

522. 何谓仰卧位低血压综合征？如何解除？

答：孕妇长时间仰卧位，可引起回心血量减少，每搏输出量降低，血压下降，称为仰卧位低血压综合征。侧卧位可以解除，妊娠中晚期鼓励孕妇侧卧位休息。

523. 孕妇出现哪些症状需要立即就诊？

答：孕妇出现下列症状应立即就诊：
①阴道流血；②妊娠 3 个月后仍持续呕吐；③寒战发热；④腹部疼痛；⑤头痛、眼花、胸闷、心悸、气短；⑥液体突然自阴道流出；⑦胎动计数突然减少。

524. 什么是高危妊娠？

答：高危妊娠指妊娠期具有各种危险因素可能危害孕妇、胎儿、新生儿健康或导致难产。

525. 羊水检查的适应证有哪些？

答：①遗传病的产前诊断和遗传代谢病的产前筛查；②宫内病原体感染的产前诊断。

526. 产前筛查常用的方法有哪些？

答：产前筛查常用的方法包括血清生化筛查、无创产前筛查、产前筛查超声。

527. 高危胎儿生长发育监测的内容有哪些？

答：高危胎儿生长发育监测的内容有确定胎龄、孕妇宫高测量、腹围测量、孕妇体重测量以及 B 超检查。

528. 高危妊娠监护的主要内容有哪些？

答：①优生咨询与产前诊断；②筛查妊娠并发症或合并症；③评估胎儿生长发育及宫内安危；④监测胎盘、脐带和羊水。

529. 高危妊娠妇女病因预防及处理是什么？

答：（1）遗传性疾病：积极预防、早期发现、及时处理。

（2）妊娠并发症：及时发现高危人群，积极预防，早期发现，避免不良妊娠结局的发生。

（3）妊娠合并症：加强孕期保健，增加产前检查次数和项目，定期检查合并症的病情变化，指导孕妇合理营养、活动与休息，遵医嘱给药，适时终止妊娠。

530. 产前诊断的侵入性检查包括哪些？

答：侵入性检查包括羊膜腔穿刺术、绒毛穿刺取样、经皮脐血穿刺术和胎儿组织活检。

531. 哪些个人因素会导致高危妊娠的发生？

答：①年龄：<16岁或>35岁；②身高和体重：身高<140 cm，孕前体重<40 kg或>70 kg；③异常妊娠与分娩；④不良生活习惯：吸烟饮酒；⑤内外科合并症：心脏病、糖尿病、高血压、肝炎、恶性肿瘤、性病、精神异常。

532. 高危妊娠妇女的护理措施包括哪些？

答：①病情观察：观察生命体征和自觉症状；②心理支持：减轻孕妇的焦虑和恐惧；③休息与活动：根据病情减少活动，休息时取左侧卧位为宜；④营养：结合不同的妊娠并发症给孕妇提出饮食建议；⑤健康指导：加强产前检查，教会孕妇自我监测，发现异常及时就诊。

533. 护士对住院高危妊娠妇女身体状况的评估有哪些内容？

答：（1）症状：有无发热、心慌、呼吸困难、头晕、头痛等不适；有无阴道流血。

（2）体征：观察孕妇入院时的状态，是步行还是被搀扶或推送入院，表情是否痛苦，步态是否正常；了解孕妇的身高、体重、宫底高度、骨盆各径线值、胎位等有无异常；测量生命体征；检查胎心、宫缩情况。

（3）辅助检查：了解各器官、各系统检查结果。

534. 妊娠期高血压疾病包括哪些？

答：妊娠期高血压疾病包括妊娠高血压、子痫前期、子痫、慢性高血压并发

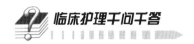

子痫前期、妊娠合并慢性高血压。

535. 子痫前期－子痫的基本病理生理变化是什么？

答：基本病理生理变化是全身小血管痉挛和血管内皮损伤。

536. 硫酸镁作为妊娠期高血压疾病的首选解痉药，使用必备条件有哪些？

答：①膝腱反射存在；②呼吸 ≥ 16 次／分；③尿量 ≥ 17 mL／h 或 ≥ 400 mL／24 h；④备有 10% 葡萄糖酸钙。

537. 何谓 HELLP 综合征？

答：HELLP 综合征以溶血、转氨酶升高及血小板减少为特点，是子痫前期的严重并发症，危及母儿生命。

538. 缺铁性贫血孕妇口服铁剂时需要注意什么？

答：缺铁性贫血孕妇口服铁剂时需要注意如下几点：①同时口服维生素 C 可促进铁剂的吸收；②因铁剂对胃黏膜有刺激作用，应饭后或餐中口服；③铁与肠内硫化氢作用会形成黑便；④服用抗酸药物时应与铁剂交错时间。

539. 胎盘早剥分为几种类型？

答：①显性剥离或外出血；②隐性剥离或内出血；③混合性出血。

540. 前置胎盘分为哪几种类型？

答：按照胎盘边缘与宫颈内口的关系，前置胎盘可分为 3 种类型。

（1）完全性前置胎盘：胎盘组织完全覆盖宫颈内口。

（2）部分性前置胎盘：胎盘组织部分覆盖宫颈内口。

（3）边缘性前置胎盘：胎盘附着于子宫下段，边缘达到宫颈内口，但未超越。

541. 何为乙型肝炎病毒母婴传播？

答：乙型肝炎病毒（hepatitis B virus，HBV）母婴传播指母体病毒进入子代，且在其体内复制繁殖，造成慢性 HBV 感染的传播方式。

542. 乙型肝炎病毒母婴传播的时机是什么？

答：乙型肝炎病毒母婴传播的时机通常发生在分娩过程中和产后，宫内感染非常罕见。

543. 乙型肝炎病毒母婴传播的危险因素是什么？

答：乙型肝炎病毒母婴传播的主要危险因素是孕妇高病毒水平，即 HBV-DNA 水平 $>2 \times 10^5$ IU/mL 或乙肝 E 抗原阳性。

544. 乙型肝炎病毒预防母婴传播新生儿接种的关键是什么？

答：乙肝表面抗原阳性的孕妇，分娩过程中其新生儿已经暴露于病毒，即使孕妇妊娠期接受了抗病毒预防治疗，也需要在出生后 12 小时内尽快（越快越好，最好在数分钟内）为新生儿注射乙肝免疫球蛋白和乙肝疫苗，这是预防母婴传播的关键。

545. 什么是分娩？

答：妊娠达到及超过 28 周（196 日），胎儿及附属物从临产开始至全部从母体娩出的过程称为分娩。

546. 决定分娩的因素是什么？

答：决定分娩的因素是产力、产道、胎儿及社会心理因素。

547. 枕先露分娩机制包括什么？

答：枕先露分娩机制包括衔接、下降、俯屈、内旋转、仰伸、复位及外旋转、胎肩及胎儿娩出。

548. 不规律宫缩又称假临产，其特点是什么？

答：①宫缩频率不一致，持续时间短、间歇时间长且无规律；②宫缩强度未逐渐增强；③常在夜间出现，于清晨消失；④不伴有宫颈管短缩、宫口扩张；⑤给予镇静剂能将其抑制。

549. 临产的标志是什么？

答：有规律且逐渐增强的子宫收缩，持续 30 秒或以上，间歇 5～6 分钟，同

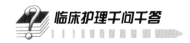

时伴随进行性宫颈管消失、宫口扩张和胎先露下降。

550. 总产程是如何划分的？

答：总产程划分为 3 个产程。

①第一产程：又称宫颈扩张期，指从规律宫缩开始到宫颈口开全（10 cm）。②第二产程：又称胎儿娩出期，指从宫口开全至胎儿娩出。③第三产程：又称胎盘娩出期，指从胎儿娩出到胎盘娩出。

551. 什么是异常分娩？

答：异常分娩又称为难产，其影响因素包括产力、产道、胎儿及社会心理因素，这些因素既相互影响又互为因果关系。任何 1 个或 1 个以上的因素发生异常及 4 个因素间相互不能适应，而使分娩进程受到阻碍，称为异常分娩。

552. 异常分娩最常见原因有哪些？

答：异常分娩最常见的原因有：产力异常、产道异常、胎儿异常。

553. 产道异常包括什么？

答：产道异常包括骨产道异常和软产道异常，以骨产道狭窄多见。骨产道狭窄（入口、中骨盆、出口）可导致产力异常或胎位异常。

554. 胎位异常包括哪几种？

答：胎位异常是造成难产的主要因素，包括头先露、臀先露及肩先露等胎位异常。

555. 什么是产后出血？

答：产后出血是指胎儿娩出后 24 小时内，阴道分娩者出血量≥500 mL，剖宫产者出血量≥1000 mL。

556. 产后出血的主要原因有哪些？

答：产后出血的主要原因有子宫收缩乏力、胎盘因素、软产道裂伤及凝血功能障碍。

557. 按摩子宫的方法包括哪几种？

答：按摩子宫的方法包括：①腹壁按摩宫底；②腹部－阴道双手压迫子宫法。

558. 失血量的估测方法有哪些？

答：失血量的估测方法：称重法、容积法、面积法、休克指数法、血红蛋白测定。

559. 什么叫病理性缩复环？

答：因为胎先露部下降受阻，子宫收缩过强，子宫体部肌肉增厚变短，子宫下段肌肉变薄拉长，在两者间形成环状凹陷，称为病理性缩复环。

560. 子宫破裂的主要原因有哪些？

答：子宫破裂的主要原因有子宫手术史（瘢痕子宫）、先露部下降受阻、子宫收缩药物使用不当、产科手术损伤等。

561. 什么是胎儿窘迫？

答：胎儿窘迫指胎儿在子宫内因急性或慢性缺氧危及其健康和生命的综合症状，分为急性胎儿窘迫和慢性胎儿窘迫。

562. 什么是 Apgar 评分？

答：Apgar 评分是以新生儿出生后 1 分钟和 5 分钟的心率、呼吸、肌张力、喉反射及皮肤颜色 5 项体征为依据的一种评分方法。

563. 新生儿出生后快速评估的内容包括什么？

答：①孕周；②羊水性状；③有无呼吸或哭声；④肌张力情况。

564. 新生儿胸外按压的方法是什么？

答：操作者位于新生儿一侧，具体按压方法如下。

（1）按压部位：胸骨下 1/3 处，及两乳头连线与剑突之间（避开剑突）。

（2）按压深度：新生儿前后胸直径的 1/3。

（3）按压手法：拇指法和双指法。

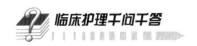

（4）按压频率：每按压 3 次正压通气 1 次，4 个动作为一个周期，耗时 2 秒钟。

565. 产褥期定义是什么？

答：产褥期指从胎盘娩出至产妇全身各器官除乳腺外恢复至正常未孕状态所需的一段时期，通常为 6 周。

566. 什么是褥汗？

答：产后 1 周内，产妇体内潴留的液体通过皮肤排泄，在睡眠时明显，醒来满头大汗，称为褥汗，不属于病态。

567. 何谓恶露？共分为哪几种？

答：产后随子宫蜕膜脱落经阴道排出的含有血液、坏死蜕膜等组织的液体，称为恶露。根据其颜色、内容物及时间不同分为 3 种，血性恶露、浆液恶露、白色恶露。

568. 什么是产后宫缩痛，有何特点？

答：子宫复旧可伴有因宫缩而引起的下腹部阵发性剧烈疼痛，称为产后宫缩痛。其特点为经产妇宫缩痛较初产妇明显，哺乳时较不哺乳时明显。宫缩痛常在产后 1~2 日出现，持续 2~3 日自然消失，不需特殊用药。

569. 产妇出现排尿困难如何处理？

答：产后 4 小时内鼓励产妇自解小便，以免膀胱充盈影响子宫收缩。如 6 小时未解出，出现排尿困难可以采取以下措施：① 帮助产妇下床排尿；②用温开水冲洗外阴及听流水声诱导排尿；③进行腹部膀胱区热敷、理疗；④针灸关元、气海、三阴交等穴位；⑤遵医嘱给予甲硫酸新斯的明 1 mg 肌内注射；⑥上述方法均无效后给予导尿术，并保留尿管 1~2 日。

570. 产后如何预防和缓解乳房胀痛？

答：①鼓励产妇多与婴儿肌肤接触，产后 1 小时内开始早吸吮；②教会产妇采取正确哺乳姿势和婴儿深含接，按需哺乳，坚持夜间哺乳，产后 48 小时不设限哺乳；③对于肿胀明显的乳房实施反式按压促进淋巴回流，消除水肿后实施亲喂，母婴分离者教会产妇手挤奶或用吸奶器吸出乳汁；④哺乳或人工排奶后持续冷敷乳房，注意避开乳头乳晕区。

571. 如何协助婴儿建立正确的含接姿势？

答：婴儿正确的含接姿势是指婴儿嘴巴张大，上下唇外翻呈"鱼嘴"状，下巴紧贴乳房。婴儿鼻子露出，嘴巴上方露出的乳晕多于下方。

婴儿要做到正确含接，首先产妇和婴儿应处在舒适位置，采取侧卧式、摇篮式、交叉式、橄榄球式和半躺式，以便身体各部位得到有效支撑。婴儿的耳朵、肩膀及臀部呈一条直线，避免颈部扭曲造成含接困难。

572. 什么是产褥病率？

答：产褥病率是指分娩 24 小时以后的 10 日内，每日测量体温 4 次，间隔时间 4 小时，有 2 次体温达到或超过 38 ℃。

573. 产褥感染的三大主要症状是什么？

答：发热、疼痛、异常恶露为产褥感染的三大主要症状。

574. 晚期产后出血的定义是什么？

答：分娩 24 小时后，在产褥期内发生的子宫大量出血，称晚期产后出血。以产后 1~2 周发病最常见，也有迟至 2 月余发病者。

575. 晚期产后出血的病因有哪些？

答：①胎盘、胎膜残留；②蜕膜残留；③子宫胎盘附着面复旧不全；④感染；⑤剖宫产术后子宫切口愈合不良。

576. 流产的定义是什么？

答：妊娠未达到 28 周、胎儿体重不足 1000 g 而终止者称为流产。流产分自然流产和人工流产。

577. 终止早期妊娠人工流产的方法有哪些？

答：终止早期妊娠人工流产的方法有手术流产和药物流产。

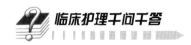

578. 目前常用的女性避孕方法有哪些？

答：目前常用的女性避孕方法有放置宫内节育器、药物避孕及外用避孕等。

579. 宫内节育器什么时间放置？

答：宫内节育器放置时间：①月经干净后 3~7 日且无性交；②含孕激素的宫内节育器在月经第 4~7 日放置；③性交后 5 日内紧急避孕；④产后 42 日恶露已净，会阴伤口愈合，子宫恢复正常；⑤自然流产转经后、药物流产 2 次正常月经后；⑥哺乳期排除早孕；⑦人工流产后。

580. 女性内、外生殖器分别包括哪些？

答：女性内生殖器包括阴道、子宫、输卵管、卵巢。女性外生殖器包括阴阜、大阴唇、小阴唇、阴蒂、阴道前庭。

581. 子宫韧带有哪几对？

答：子宫韧带共有 4 对，包括阔韧带、圆韧带、主韧带、宫骶韧带。

582. 根据输卵管的形态，输卵管由内向外分为哪几部分？

答：输卵管由内向外可分为间质部、峡部、壶腹部、伞部四部分。

583. 根据月经周期的组织学变化，将月经周期分哪几个阶段？

答：月经周期分为增殖期、分泌期、月经期 3 个阶段。

584. 何谓异位妊娠？异位妊娠以哪个部位妊娠最常见？

答：受精卵在子宫体腔以外着床称为异位妊娠，以输卵管妊娠最常见。

585. 何谓异位妊娠三联征？

答：停经、腹痛与阴道流血称为异位妊娠三联征。

586. 滴虫阴道炎的病原体是什么？本病有哪些主要症状？

答：滴虫阴道炎的病原体是阴道毛滴虫。主要症状是阴道分泌物增多及外阴瘙痒，间或出现灼热、疼痛、性交痛。

587. 滴虫阴道炎分泌物有什么特点？

答：滴虫阴道炎分泌物特点是稀薄脓性、泡沫状、有异味。

588. 外阴阴道假丝酵母菌病病原体是什么？本病的主要症状有哪些？

答：外阴阴道假丝酵母菌病病原体为假丝酵母菌，本病主要症状是外阴阴道瘙痒、阴道分泌物增多。

589. 外阴阴道假丝酵母菌病的阴道分泌物有什么特征？

答：外阴阴道假丝酵母菌病的阴道分泌物特征是白色稠厚，呈凝乳状或豆腐渣样。

590. 引起宫颈癌的主要因素是什么？其早期典型症状是什么？

答：高危型人乳头状瘤病毒的持续感染是引起宫颈癌的主要因素，早期典型症状是接触性阴道出血。

591. 何谓宫颈癌三级预防？

答：一级预防即人乳头状瘤病毒疫苗接种，二级预防即宫颈癌筛查，三级预防即宫颈癌的早诊早治。

592. 子宫内膜增生症分哪几种类型？

答：子宫内膜增生症分单纯性增生、复杂性增生、不典型增生 3 种类型。

593. 子宫内膜癌常见症状是什么？最常用且有价值的诊断方法是什么？

答：子宫内膜癌常见症状是阴道流血、阴道排液和下腹疼痛。最常用且有价值的诊断方法是诊断性刮宫。

594. 子宫内膜癌主要的转移途径有哪些？

答：子宫内膜癌主要的转移途径有直接蔓延、淋巴转移和血行转移。

595. 子宫内膜异位症痛经有什么特点？

答：子宫内膜异位症痛经特点为继发性痛经且进行性加重。

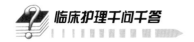

596. 子宫肌瘤按肌瘤与子宫肌壁的位置关系可分为哪三型？

答：子宫肌瘤按肌瘤与子宫肌壁的位置关系分为肌壁间肌瘤、浆膜下肌瘤、黏膜下肌瘤。

597. 什么是子宫脱垂？

答：子宫脱垂是指子宫从正常位置沿阴道下降，宫颈外口达坐骨棘水平以下，甚至子宫全部脱出阴道口以外，常伴有阴道前后壁膨出。

598. 卵巢肿瘤并发症主要有哪些？

答：卵巢肿瘤并发症主要有蒂扭转、破裂、感染和恶变。

599. 妇科腹部手术患者术后预防深静脉血栓的主要措施有哪些？

答：主要措施有：①早期离床活动；②卧床患者进行四肢肌肉收缩放松锻炼；③使用弹力袜；④抗血栓压力带；⑤间歇式气囊压力装置等。

第四节　五　官　科

600. 什么是睑腺炎？

答：睑腺炎又称为麦粒肿，是细菌感染引起的眼睑腺体的急性化脓性的炎症，分为外睑腺炎和内睑腺炎。睑板腺受感染，称为内睑腺炎；睫毛毛囊或其附属皮脂腺、汗腺受感染，称为外睑腺炎。

601. 原发性闭角型青光眼的出院指导是什么？

答：①保持情绪平和；②避免短时间内大量饮水，一次饮水量不超过300 mL；③避免饮用兴奋性饮料，如咖啡、浓茶等；④避免在暗室内长时间停留；⑤避免长时间低头、长时间阅读、过度劳累、暴饮暴食；⑥避免局部或全身使用抗胆碱类药物使瞳孔散大；⑦取仰卧或侧卧位休息，禁止俯卧位；⑧避免用力排便。

602. 近视的治疗要点是什么？

答：①配戴框架眼镜；②使用角膜接触镜；③药物治疗；④屈光手术治疗。

603．视神经炎的临床表现是什么？

答：视神经炎临床表现为视力突然下降，严重者可下降至无光感；除视力下降外，还可表现为色觉异常或仅有视野损害；伴有闪光感、眼眶痛，特别是眼球转动时疼痛。

604．什么是白内障？白内障的主要治疗方法是什么？

答：白内障是指晶状体混浊，即晶状体透明度降低或者颜色改变所导致的光学质量下降的退行性改变。手术是主要治疗方法。

605．角膜移植术后患者的病情观察有哪些？

答：①了解患者术眼包扎的舒适度；②观察眼部敷料有无松脱、渗血、渗液；③监测眼压的变化。

606．视网膜脱离的治疗原则是什么？

答：治疗原则是封闭裂孔，缓解或消除玻璃体牵拉。一经确定孔源性视网膜脱离，应尽早手术。牵拉性视网膜脱离累及黄斑要做玻璃体手术治疗。渗出性视网膜脱离需针对原发疾病进行治疗，可先行局部视网膜光凝，大多不需要手术治疗。

607．糖尿病性视网膜病变的出院指导是什么？

答：（1）向患者及家属传授糖尿病视网膜病变的预防和治疗知识，强调控制血糖的意义。

（2）指导患者按医嘱用药，并定期复查眼底。

（3）告知患者发现异常及时就诊，如出现眼痛、头痛、雾视、视力突然下降，可能是新生血管性青光眼。

（4）保持身心健康，避免劳累过度而影响疗效。

608．耳聋分为几级？

答：按 WHO 耳聋分级标准，根据纯音测听的言语频率听阈平均值分 5 级：①轻度聋；②中度聋；③中重度聋；④重度聋；⑤极重度聋。

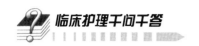

609. 鼓膜外伤的治疗要点是什么？

答：①取出外耳道异物、耵聍等，用酒精擦拭外耳道及耳郭，保持耳内干燥；②预防上呼吸道感染；③必要时应用抗生素控制和预防感染；④大多数外伤性穿孔 3~4 周内可自行愈合，较大且经久不愈的穿孔可行鼓膜修补术。

610. 什么是营养不良性口角炎？

答：营养不良性口角炎是由于营养不良、维生素 B_2（核黄素）缺乏引起，或继发于糖尿病、贫血、免疫功能异常等全身性疾病，以口角糜烂、皲裂、疼痛、瘙痒为主要症状的一种疾病。

611. 什么是龋病？

答：龋病又称虫牙、蛀牙，是在以细菌为主的多种因素影响下，牙齿硬组织发生慢性进行性破坏的一种疾病。

612. 急性牙髓炎的疼痛特点是什么？

答：①自发性、阵发性疼痛；②夜间痛；③温度刺激加剧疼痛；④疼痛不能自行定位，常沿三叉神经分布区域放射至同侧上下牙及头面部。

613. 冠周炎的治疗要点是什么？

答：急性期以消炎、镇痛、切开引流、增强全身抵抗力的治疗为主。炎症转入慢性期后，尽早拔除阻生牙（智齿），以防感染再发。

614. 拔牙术后的出院指导是什么？

答：①拔牙当天不能漱口，避免冲掉血凝块，影响伤口愈合；②咬纱卷 30 分钟后吐出，若出血较多可延长至 1 小时；③不用舌舔吸伤口，2 小时内不能进食，不食过烫食物，不用患侧咀嚼；④若有明显的大出血、疼痛、肿胀、张口受限等症状应及时复诊；⑤需要服用抗生素、止痛药的患者，做好用药指导。

615. 什么是阻塞性睡眠呼吸暂停低通气综合征？

答：阻塞性睡眠呼吸暂停低通气综合征是指患者在睡眠时由于各种原因导致上气道反复发生塌陷、阻塞引起的呼吸暂停和通气不足，伴有打鼾、睡眠结构紊乱，频繁发生导致血氧饱和度下降、白天嗜睡等一系列病理生理变化。

616. 鼻出血的止血方法有哪些？

答：①指压止血法；②烧灼法；③填塞法；④鼻内镜下止血法；⑤血管结扎法。

617. 什么是喉癌的诱因？

答：①吸烟；②饮酒；③病毒感染；④环境因素，长期大量接触各种有机化合物，吸入生产性粉尘或者工业废气；⑤与性激素水平、免疫功能缺乏、体内微量元素（如锌、镁）缺乏有关。

618. 急性会厌炎的临床表现是什么？

答：起病急，有畏寒发热，体温多在 38～39 ℃，如为老人或儿童，可表现为精神萎靡，面色苍白。多数患者有剧烈的咽喉痛，吞咽时加重，语言含糊不清，会厌高度肿胀时可引起吸气性呼吸困难，甚至窒息。

619. 什么是腺样体面容？

答：腺样体面容是指由于腺样体肥大，使上气道阻塞或功能紊乱导致长期张口呼吸，影响面骨发育而致上颌骨狭长、硬腭高拱变窄、牙齿外翻、咬合不良、鼻唇沟变浅、变平、面部表情呆板、愚钝、精神不振等一系列表现。

第五节　传　染　病

620. 什么是感染性疾病？

答：感染性疾病是指由病原体感染所致的疾病，包括传染病和非传染性感染性疾病。

621. 什么是传染病？

答：传染病是指由病原微生物（如朊粒、病毒、衣原体、立克次体、支原体、细菌、真菌、螺旋体）和寄生虫（如原虫、蠕虫、医学昆虫）感染人体后产生的有传染性且在一定条件下可造成流行的疾病。

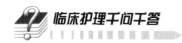

622. 传染病的基本特征是什么？

答：①有病原体；②有传染性；③有流行病学特征；④有免疫性。

623. 什么是隐性感染？

答：隐性感染又称亚临床感染，是指病原体侵入人体后，仅诱导机体产生特异性免疫应答，而不引起或只引起轻微的组织损伤，因而在临床上不显出任何症状、体征甚至生化改变，只能通过免疫学检查才能发现。

624. 什么是显性感染？

答：显性感染又称为临床感染，是指病原体侵入人体后，不但诱导机体发生免疫应答，还通过病原体本身的作用或机体的变态反应，导致组织损伤，引起病理改变和临床表现。

625. 什么是病原携带状态？

答：病原携带状态是指病原体侵入人体后，可以停留在入侵部位，或侵入较远的脏器继续生长、繁殖，而人体不出现任何的疾病状态，但能携带并排出病原体，成为传染病流行的传染源。

626. 什么是复发和再燃？

答：①有些传染病患者进入恢复期后，已稳定退热一段时间，由于潜伏于组织内的病原体再度繁殖至一定程度，使初发病的症状再度出现，称为复发。②有些患者在恢复期，体温未稳定下降至正常，又再发热时，称为再燃。

627. 传染病流行过程的基本条件是什么？

答：传染病流行过程的基本条件是传染源、传播途径、人群易感性。

628. 传染病的预防措施是什么？

答：传染病的预防措施是管理传染源、切断传播途径、保护易感人群。

629.《中华人民共和国传染病防治法》将传染病分为几类？

答：传染病分为甲类、乙类、丙类3类。

630.《中华人民共和国传染病防治法》中甲类传染病包括哪些疾病？哪些乙类传染病按照甲类传染病管理？

答：甲类传染病包括鼠疫、霍乱乙类传染病中的传染性非典型肺炎、肺炭疽按照甲类管理。

631. 根据传染病的传播途径将隔离分为哪几类？

答：隔离分为：①严密隔离；②呼吸道隔离；③消化道隔离；④血液－体液隔离；⑤接触隔离；⑥昆虫隔离；⑦保护性隔离。

632. 什么是病毒性肝炎？

答：病毒性肝炎是由多种肝炎病毒引起的，以肝损害为主的一组全身性传染病。

633. 病毒性肝炎分哪几种类型？

答：目前按病原学明确分类的有甲型、乙型、丙型、丁型及戊型。

634. 各型病毒性肝炎的传染源是什么？

答：（1）甲型：主要为急性期患者和隐性感染者，后者是最重要的传染源。

（2）乙型：急、慢性乙型肝炎患者和病毒携带者。

（3）丙型：急、慢性患者和无症状病毒携带者。

（4）丁型：传染源与乙肝相似。

（5）戊型：戊肝患者或者隐性感染者。

635. 各型病毒性肝炎的传播途径是什么？

答：（1）甲型：主要经粪－口传播。

（2）乙型：血液传播、母婴传播、性接触传播。

（3）丙型：血液传播、母婴传播、性接触传播。

（4）丁型：其传播途径与乙肝相似。

（5）戊型：主要经粪－口传播。

636. 甲型病毒性肝炎的血清标志物是什么？

答：（1）抗-HAV IgM：是新近感染的证据，是早期诊断甲型肝炎最简便、

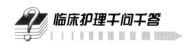

可靠的血清学标志。

（2）抗-HAV IgG：是保护性抗体，为机体产生免疫力的标志。

637. 乙肝五项的临床意义是什么？

答：①表面抗原、表面抗体：表面抗原是感染的标记；表面抗体阳性说明有免疫性。②核心抗体：核心抗体 IgM 阳性表示感染处于急性期，有病毒增殖；IgG 阳性则是既往感染指标。③E 抗原、E 抗体：E 抗原阳性说明病毒正在增殖且传染性大；E 抗体阳性说明病毒增殖在下降，传染性较小。

638. HBV-DNA 定量的检测意义是什么？

答：对于判断病毒复制程度、传染性大小、抗病毒药物疗效等有重要意义。

639. 丙型肝炎的预防措施有哪些？

答：目前，尚无有效的预防性丙型肝炎疫苗可供使用。预防主要采取以下措施：①筛查及管理；②严格筛选献血人员；③预防医源性及破损皮肤黏膜传播；④预防性接触传播；⑤预防母婴传播；⑥积极治疗和管理感染者。

640. 戊型肝炎有哪些临床表现？

答：①戊型肝炎的黄疸前期较甲型肝炎长（平均 10 日）；②症状较重、自觉症状至黄疸出现后 4～5 天才开始缓解、病程较长；③晚期妊娠妇女易发生肝衰竭；④重叠 HBV 慢性感染时病情较重，病死率高；⑤散发病例，老年多见，老年患者通常病情较重，病程较长，病死率较高。

641. 病毒性肝炎的临床分类有哪些？

答：①急性肝炎；②慢性肝炎；③重型肝炎；④肝炎肝硬化；⑤淤胆型肝炎；⑥慢性无症状携带者。

642. 治疗病毒性肝炎的常用药物有哪些？

答：（1）改善和恢复肝功能的药物：各种维生素、还原型谷胱甘肽、甘草酸苷等。

（2）免疫增强剂：胸腺素等。

（3）抗纤维化药：丹参、γ干扰素。

（4）抗病毒药物：α干扰素、拉米夫定、恩替卡韦等。

643. 应用干扰素进行抗病毒治疗时的不良反应包括哪些？

答：①发热反应；②骨髓抑制；③神经精神症状；④肝功能损害；⑤脱发。

644. 什么是脊髓灰质炎？

答：脊髓灰质炎是由脊髓灰质炎病毒感染所致的急性消化道传染病。好发于6个月至5岁儿童，经粪－口途径传播。感染后多无症状，有症状者临床主要表现为发热、上呼吸道症状、肢体疼痛，部分患者可发生弛缓性神经麻痹并留下瘫痪后遗症，俗称"小儿麻痹症"。

645. 什么是手足口病？

答：手足口病是由肠道病毒引起的急性传染病，其中以柯萨奇病毒A组16型（Cox A16）和肠道病毒71型（EV71）感染最常见。主要通过消化道、呼吸道和密切接触传播，夏秋季发病最多。多发生于学龄前儿童，尤其3岁以下儿童发病率最高。临床表现以手、足、口腔等部位皮肤黏膜的皮疹、疱疹、溃疡为典型表现。

646. 手足口病的隔离期有多久？

答：隔离至体温正常、皮疹消退，一般需要2周时间。

647. 手足口病根据发病机制和临床表现，将EV71感染分为几期？

答：①第1期，手足口出疹期；②第2期，神经系统受累期；③第3期，心肺功能衰竭前期；④第4期，心肺功能衰竭期；⑤第5期，恢复期。

648. 手足口病的严重并发症有哪些？

答：严重并发症包括脑膜脑炎、心肌炎、肺水肿。

649. 什么是麻疹？

答：麻疹是由麻疹病毒引起的急性呼吸道传染病，在我国法定的传染病中属于乙类传染病。主要临床表现为发热、咳嗽、流涕等上呼吸道卡他症状、眼结膜

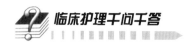

炎、口腔麻疹黏膜斑及皮肤斑丘疹。

650. 麻疹的传染源是什么？

答：麻疹患者是唯一的传染源。急性期的患者是最重要的传染源，发病前2天至出疹后5天内均具有传染性。

651. 麻疹的传播途径是什么？

答：呼吸道飞沫传播是主要的传播途径，也可经过密切接触传播。

652. 典型麻疹临床过程分为几期？

答：典型麻疹临床过程分三期：前驱期、出疹期、恢复期。

653. 麻疹患者的出疹顺序是什么？

答：首先见于耳后、发际，然后自上而下从前额、面部、颈部，胸、腹、背及四肢，2～3天遍及全身，最后见于手掌与足底。

654. 什么是麻疹黏膜斑（科氏斑）？是哪个疾病期的特征性体征？

答：在典型麻疹前驱期病程的第2、第3天，约90%以上患者在双侧第二磨牙对面的颊黏膜上出现0.5～1 mm针尖样大小的灰白色小点，周围有红晕，称麻疹黏膜斑，是典型麻疹前驱期的特征性体征。

655. 麻疹最常见的并发症是什么？

答：肺炎。

656. 麻疹患者的护理要点是什么？

答：（1）隔离措施：呼吸道隔离。

（2）病情观察：观察生命体征及神志变化；出疹期注意观察出疹顺序、皮疹颜色及分布。

（3）用药护理：遵医嘱及时给药，密切观察疗效及不良反应。

（4）对症护理：禁用冷敷及酒精擦浴降温；做好皮肤、口腔及眼部护理。

（5）饮食护理：发热期给予清淡、易消化、营养丰富的流质或半流质饮食；

恢复期给予高蛋白、高维生素饮食。

657. 什么是水痘?

答: 水痘和带状疱疹是由同一种病毒即水痘—带状疱疹病毒感染所引起的、临床表现不同的两种疾病。水痘为原发性感染,多见于儿童,临床特征是全身同时出现丘疹、水疱及结痂。

658. 水痘的传染源是什么?

答: 水痘患者是唯一传染源。病毒存在于上呼吸道黏膜和疱疹液中,发病前1~2天至皮疹完全结痂为止均有传染性。易感儿童接触带状疱疹患者后,也可发生水痘。

659. 水痘的传播途径是什么?

答: 主要通过呼吸道飞沫和直接接触传播,亦可通过接触被污染的用具间接传播。

660. 什么是流行性腮腺炎?

答: 流行性腮腺炎是由腮腺炎病毒引起的急性呼吸道传染病。以腮腺炎非化脓性炎症、腮腺区中通为特征。主要发生在儿童和青少年。

661. 什么是肾综合征出血热?

答: 肾综合征出血热又称流行性出血热,是由汉坦病毒属的各型病毒引起的,以鼠类为主要传染源的一种自疫源性疾病。主要病理特点是全身小血管和毛细血管广泛性损害,临床上以发热、低血压休克、充血出血和肾损害为主要表现。

662. 肾综合征出血热典型病程可分几期?

答: 典型病程分五期,发热期、低血压休克期、少尿期、多尿期、恢复期。

663. 肾综合征出血热全身中毒表现为哪三痛? 为什么会出现三痛?

答: (1)头痛:为脑血管扩张充血所致。

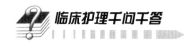

（2）腰痛：与肾周围组织充血、水肿及腹膜后水肿有关。

（3）眼眶痛：眼球周围组织水肿所致，重者可伴有眼压升高和视力模糊。

664. 肾综合征出血热的皮肤三红和黏膜三红分别包括哪些内容？

答：皮肤三红：颜面、颈、胸部潮红，重者呈醉酒貌。

黏膜三红：眼结膜、软腭、咽部。

665. 肾综合征出血热治疗原则？

答："三早一就"是本病治疗原则，即早期发现、早期休息、早期治疗和就近治疗。

666. 肾综合征出血热少尿期的临床特点是什么？

答：一般认为 24 小时尿量少于 400 mL 为少尿，少于 50 mL 为无尿，一般发生于第 5～8 生病日，持续时间短者 1 天，长者 10 余天，一般为 2～5 天。少尿期的主要表现为尿毒症、酸中毒，以及水、电解质紊乱，严重患者可出现高血容量综合征和肺水肿。临床表现为厌食、恶心、呕吐、腹胀和腹泻等，常有顽固性呃逆，可出现头晕、头痛、烦躁、嗜睡、谵妄，甚至昏迷和抽搐等症状。

667. 肾综合征出血热少尿期补液原则是什么？

答：严格控制输入量，补液量为前一天尿量和呕吐量再加 500～700 mL。

668. 肾综合征出血热多尿期的临床特点是什么？

答：多尿期一般出现在病程第 9～14 天，持续时间短者 1 天，长者可达数月之久。根据尿量和氮质血症情况可分为：移行期、多尿早期、多尿后期。

669. 什么是流行性乙型脑炎？

答：流行性乙型脑炎简称乙脑，又称日本脑炎，是由乙型脑炎病毒引起的以脑实质炎症为主要病变的中枢神经系统急性传染病。本病经蚊子传播，常流行于夏秋季，主要分布于亚洲。临床上以高热、意识障碍、抽搐、病理反射及脑膜刺激征为特征，病死率高，部分病例可留有严重后遗症。

670. 典型流行性乙型脑炎病程分为几期？"极期"主要临床表现有哪些？

答：典型流行性乙型脑炎分为四期：初期、极期、恢复期、后遗症期。极期表现为高热、意识障碍、惊厥或抽搐、呼吸衰竭、神经系统症状和体征、循环衰竭。

671. 什么是传染性单核细胞增多症？

答：传染性单核细胞增多症主要由 EB 病毒（Epstein-Barr virus，EBV）原发感染所致的急性传染病。典型临床三联征为发热、咽峡炎和淋巴结大，可合并肝脾肿大，外周淋巴细胞及异型淋巴细胞比例增高。病程常呈自限性，多数预后良好。

672. 传染性单核细胞增多症的传染源和传播途径是什么？

答：人是 EBV 的贮存宿主，患者和 EBV 携带者为传染源；传播途径主要经口密切接触而传播（口－口传播），飞沫传播并不重要，偶可通过输血传播。

673. 狂犬病的传染源是什么？

答：带狂犬病毒的动物是本病的传染源，我国狂犬病的主要传染源是病犬，其次为猫、猪、牛、马等家畜。

674. 狂犬病的潜伏期是什么？

答：潜伏期长短不一，大多在 3 个月内发病，也可长达 10 年以上；潜伏期长短与年龄、伤口部位、伤口深浅、入侵病毒数量和毒力等因素相关。

675. 狂犬病的典型临床表现是什么？

答：临床表现有狂躁型和麻痹型，狂躁型的症状为特有的恐水、怕风、恐惧不安、咽肌痉挛、进行性瘫痪等，狂躁型因有典型的恐水症状，又名恐水症。

676. 被犬咬伤后患者伤口怎样处理？

答：①立即处理伤口：尽快用 20% 肥皂水或 0.1% 苯扎溴铵（新洁尔灭）反复冲洗伤口 30 分钟以上，尽量去除犬涎，挤出污血；彻底冲洗后用 2% 碘酒或 75% 乙醇消毒伤口，伤口不予缝合、包扎和止血。②注射被动免疫抑制剂：伤口较深或咬伤部位在头部、颈部者，清创后应在伤口底部和周围行局部浸润注射狂犬病免疫球蛋白或免疫血清。

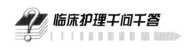

677. 什么是艾滋病？

答：艾滋病是获得性免疫缺陷综合征的简称，是由人免疫缺陷病毒（human immunodeficiency virus，HIV）引起的慢性传染病。HIV 主要侵犯、破坏 CD4$^+$T 淋巴细胞，导致机体免疫细胞功能受损乃至缺陷，最终并发各种严重机会性感染和肿瘤。其具有传播迅速、发病缓慢、病死率高的特点。

678. HIV 按病原学分类可分为哪几种？

答：根据 HIV 基因的差异，可将 HIV 分为 HIV-1 型和 HIV-2 型；我国主要以 HIV-1 型为主要流行株。

679. HIV 的传染源是什么？

答：HIV 感染者和艾滋病患者是本病唯一的传染源。血清 HIV 抗体阳性的无症状 HIV 感染者、处于窗口期的感染者是具有重要意义的传染源。

680. HIV 的传播途径是什么？

答：HIV 的传播途径主要包括性接触、血液接触、母婴传播。

681. HIV 的消毒、灭活方法是什么？

答：（1）HIV 对热敏感，如 56 ℃ 30 分钟可使 HIV 在体外对人的 T 淋巴细胞失去感染性；100 ℃ 20 分钟可将 HIV 完全灭活。

（2）一般碘酊、过氧乙酸、次氯酸钠、75% 乙醇等对 HIV 有良好的灭活作用。

（3）HIV 对 0.1% 甲醛、紫外线、γ 射线不敏感。

682. HIV 的相关检测是什么？

答：①HIV 抗体检测；②HIV 核酸定性和定量检测；③CD4$^+$T 淋巴细胞计数；④HIV 耐药检测。

683. 什么是确证试验？确证试验阳性的意义是什么？

答：①补充试验俗称为确证试验，是通过检测样本中是否存在 HIV 抗体、抗原或者核酸而确定 HIV 感染的检测方法。②确证试验阳性代表 HIV-1 型、HIV-2 型抗体阳性，出具 HIV 阳性确证报告。

684. 什么是 HIV 窗口期？

答：HIV 窗口期是指从感染 HIV 到机体产生抗体之前的这段时间，一般为 2~4 周。窗口期检测不到 HIV 抗体，但同样具有传染性。

685. 什么是抗反转录病毒治疗？

答：抗反转录病毒治疗（anti-retroviral therapy，ART）是针对病原体的特异治疗，目标是最大限度地抑制病毒复制，重建或维持免疫功能。

686. HIV 抗反转录病毒药物分为几大类？

答：目前国际上共有六大类 30 多种药物，分别是：

①核苷类反转录酶抑制剂；②非核苷类反转录酶抑制剂；③蛋白酶抑制剂；④整合酶抑制剂；⑤融合酶抑制剂；⑥CCR5 抑制剂。

目前我国的抗反转录病毒治疗药物为前五类。

687. HIV 感染者什么时候启动 ART？

答：一旦确证 HIV 感染，无论 CD4$^+$T 淋巴细胞水平高低，均建议立即开始 ART。

688. 艾滋病临床分几期？

答：艾滋病临床可分三期，即急性期、无症状期和艾滋病期。

689. 艾滋病各临床分期的主要症状、体征有哪些？

答：（1）急性期：发生感染 HIV 的 6 个月内。以发热为主，可伴有咽痛、盗汗、恶心、呕吐、腹泻、皮疹、淋巴结肿大等症状。

（2）无症状期：持续时间一般为 6~8 年，具有传染性。

（3）艾滋病期：感染 HIV 后的终末阶段，主要表现为 HIV 相关症状、体征（如发热、腹泻、体重减轻、神经精神症状等）及各种机会性感染和肿瘤。

690. 什么是机会性感染？

答：机会性感染是指机体免疫功能下降时，原本已经寄生在人体中的一些非致病菌所造成的疾病，或者是对致病菌的易感性增加所造成的感染，而这种感染对具有正常免疫功能的人不会造成疾病状态。

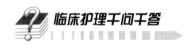

691. HIV 常见机会性感染有哪些？

答：①肺孢子菌肺炎；②结核病；③非结核分枝杆菌感染；④巨细胞病毒感染；⑤单纯疱疹和水痘 – 带状疱疹病毒感染；⑥弓形虫脑病；⑦真菌感染。

692. 什么是肺孢子菌肺炎？

答：肺孢子菌肺炎是指由肺孢子菌在机体免疫抑制或受损时大量繁殖，引起的间质性肺炎。发生于免疫功能低下者，是艾滋病患者最常见的机会性感染之一，也是导致患者死亡的主要原因。

693. 肺孢子菌肺炎的主要临床表现有哪些？

答：临床表现主要为发热、干咳、亚急性进行性呼吸困难发作。

694. 艾滋病相关肿瘤主要有哪些？

答：主要有非霍奇金淋巴瘤和卡波西肉瘤。

695. 什么是新型隐球菌病？

答：新型隐球菌病是由新型隐球菌引起的一种深部真菌病，可累及脑膜、肺、皮肤、骨骼系统和血液等器官和部位。

696. 新型隐球菌病的临床表现有哪些？

答：①中枢神经系统新型隐球菌病：逐渐加重的剧烈头痛、呕吐、脑膜刺激征阳性严重时，可有意识障碍、抽搐、病理神经反射阳性等表现。②肺新型隐球菌病：咳嗽、黏液痰、胸痛等表现。③皮肤新型隐球菌病：痤疮样皮疹，皮疹中间坏死形成溃疡等表现。④骨骼新型隐球菌病：胀痛、冷脓肿形成等。

697. 什么是念珠菌病？

答：念珠菌病是由各种致病性念珠菌引起的局部或全身感染性疾病，其中口腔念珠菌病为最常见的浅表性念珠菌病。

698. 念珠菌病易感人群有哪些？

答：（1）有严重基础疾病如糖尿病、肿瘤、艾滋病、系统性红斑狼疮、大面积烧伤、粒细胞减少症等。

（2）应用细胞毒性免疫抑制剂，如肿瘤化疗、器官移植、大剂量肾上腺皮质激素等。

（3）长期大量滥用广谱抗生素。

（4）长期留置导管，各种导管是念珠菌感染的主要入侵途径之一。

699．什么是 HIV 感染的全程管理？

答： HIV 感染的全程管理是指患者在确诊 HIV 感染后，多学科合作团队对其提供的一种全程综合诊治和服务关怀管理模式。

700．HIV 感染的全程管理的重点环节包括哪些内容？

答： ①HIV 感染的预防和早期诊断；②机会性感染的诊治和预防；③个体化抗病毒治疗的启动和随访，服药的依从性教育和监督；④非艾滋病定义性疾病的筛查与处理；⑤社会心理综合关怀。

701．什么是传染性非典型肺炎？

答： 传染性非典型肺炎又称严重急性呼吸综合征（severe acuterespiratory syndrome，SARS），是由 SARS 冠状病毒（SARS coronavirus，SARS-CoV）引起的急性呼吸道传染病。主要通过短距离飞沫、接触患者呼吸道分泌物及密切接触传播。以发热、头痛、肌肉酸痛、乏力、干咳少痰、腹泻等为主要临床表现，严重者出现气促或呼吸窘迫。

702．传染性非典型肺炎常见的并发症有哪些？

答： 常见的并发症包括肺部继发感染，肺间质改变，纵隔气肿、皮下气肿和气胸，胸膜病变，心肌病变，骨质缺血性改变等。

703．什么是恙虫病？

答： 恙虫病又名丛林斑疹伤寒，是由恙虫病东方体引起的一种急性自然疫源性传染病。鼠类是主要的传染源。本病通过恙螨幼虫叮咬传播给人。临床上以叮咬部位焦痂或溃疡形成、发热、皮疹、淋巴结肿大、肝脾大及周围血液白细胞数减少等为特征。

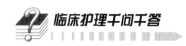

704. 什么是埃博拉出血热？

答：埃博拉出血热是由埃博拉病毒引起的急性出血性传染病。主要通过患者的血液和排泄物直接或间接传播。急性发病，临床以发热、肌肉疼痛、腹泻、呕吐、出血、皮疹及肝肾功能损害等为主要特征，病死率高，可达 50% ~90% 。

705. 埃博拉出血热的传染源是什么？

答：感染埃博拉病毒的患者和非人灵长类动物为本病传染源，自然宿主为狐蝠科的果蝠。

706. 新型冠状病毒感染的传染源是什么？

答：传染源主要是新型冠状病毒感染者，在潜伏期即有传染性，发病后 3 天内传染性最强。

707. 新型冠状病毒感染的传播途径是什么？

答：①经呼吸道飞沫和密切接触传播是主要的传播途径；②在相对封闭的环境中经气溶胶传播；③接触被病毒污染的物品后也可造成感染。

708. 新型冠状病毒感染的潜伏期多长？

答：潜伏期多为 2 ~4 天。

709. 新型冠状病毒感染的临床分型是什么？

答：①轻型；②中型；③重型；④危重型。

710. 奈玛特韦片/利托那韦片组合抗病毒药物适用于哪些人群？

答：适用于新型冠状病毒感染发病 5 天以内的轻、中型且伴有进展为重症高风险因素的成年患者。

711. 新型冠状病毒感染重型/危重型的诊断标准是什么？

答：符合以下情况之一者。

①出现呼吸衰竭，且需要机械通气；②出现休克；③合并其他器官功能衰竭需在 ICU 治疗。

712. 什么是猴痘？

答：猴痘是一种由猴痘病毒感染所致的人兽共患病毒性疾病，临床上主要表现为发热、皮疹、淋巴结肿大。该病主要流行于中非和西非。

713. 猴痘的传染源和传播途径是什么？

答：传染源：感染猴痘病毒的啮齿类动物。灵长类动物（包括猴、黑猩猩、人等）感染后也可成为传染源。

传播途径：病毒经黏膜和破损的皮肤侵入人体。人主要通过接触感染动物病变渗出物、血液、其他体液，或被感染动物咬伤、抓伤而感染。人与人之间主要通过密切接触传播，也可通过飞沫传播，接触被病毒污染的物品也有可能感染，还可通过胎盘垂直传播。尚不能排除性传播。

714. 什么是伤寒？

答：伤寒是由伤寒杆菌引起的一种急性肠道传染病。临床特征为持续发热、表情淡漠、相对缓脉、玫瑰皮疹、肝脾大和白细胞少等。有时可出现肠出血、肠穿孔等严重并发症。

715. 伤寒最严重的并发症是什么？

答：伤寒最严重的并发症是肠穿孔。

716. 伤寒肠穿孔常发生在什么部位？其主要临床表现是什么？

答：伤寒肠穿孔常发生在回肠末端。主要临床表现为突发右下腹剧痛，伴恶心、呕吐、冷汗、脉细速、呼吸急促、体温与血压下降。经 1～2 小时后症状暂时缓解，体温回升，出现腹膜刺激征。

717. 什么是霍乱？

答：霍乱是由霍乱弧菌引起的烈性肠道传染病，为我国甲类传染病，也是国际检疫传染病。霍乱患者典型的临床表现为起病急，腹泻剧烈、多伴呕吐，并由此所致的脱水、肌肉痉挛，严重者可发生循环衰竭和急性肾衰竭。

718. 霍乱的传染源是什么？什么是霍乱带菌者？

答：霍乱的传染源为患者及带菌者。带菌者指无霍乱临床表现但能从粪便、

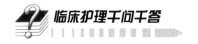

呕吐物或肛拭子细菌培养分离到霍乱弧菌者。

719. 典型霍乱的临床分期有几期？各期临床表现如何？

答：（1）泻吐期：无痛性腹泻，不伴有里急后重；粪便为米泔水样便或洗肉水样；呕吐多不伴恶心，呈喷射性呕吐，轻者可无呕吐。

（2）脱水期：此期持续时间为数小时至 2~3 天，患者可出现脱水、肌肉痉挛、低血钾、尿毒症和酸中毒，严重者出现循环衰竭。

（3）恢复期或反应期：腹泻停止，脱水纠正后多数患者症状消失，尿量增加；由于内毒素的吸收，体温可增高。

720. 霍乱的治疗原则是什么？

答：霍乱的治疗原则主要以严格隔离、及时补液，辅以抗菌和对症治疗。

721. 细菌性痢疾根据病程长短分为几型？

答：（1）急性菌痢：普通型、轻型、重型、中毒性菌痢。

（2）慢性菌痢：慢性迁延型、急性发作型、慢性隐匿型。

722. 什么是布鲁菌病？

答：布鲁菌病又称波状热，是布鲁菌引起的自然疫源性疾病，临床上以长期发热、多汗、乏力、肌肉和关节疼痛、肝脾及淋巴结肿大为主要特点。

723. 布鲁菌病的传播途径是什么？

答：（1）经皮肤及黏膜接触传播：直接接触病畜或其排泄物、经受损的皮肤或眼结膜感染、间接接触病畜污染的环境及物品而感染。

（2）经消化道传播：食用含菌的乳类、水和食物而受到感染。

（3）经呼吸道传播：病菌污染环境后形成气溶胶，可经呼吸道感染。

（4）其他：如苍蝇携带、蜱虫叮咬也可传播本病。

724. 什么是鼠疫？

答：鼠疫是鼠疫耶尔森菌引起的烈性传染病，主要流行于鼠类、旱獭及其他啮齿动物，属于自然疫源性疾病。临床主要表现为高热、淋巴结肿痛、出血倾向、肺部特殊炎症等。人与人之间主要的传播媒介是带菌的鼠蚤，经人的皮肤传入引起腺鼠疫；经呼吸道传入发生肺鼠疫，均可发展为败血症。传染性强，病死率高，属国际检疫传染病和我国法定的甲类传染病。

725．鼠疫的传播途径是什么？

答：①动物和人间鼠疫的传播（啮齿动物－鼠蚤－人）；②经皮肤传播；③呼吸道飞沫传播（人－人传播）。

726．什么是炭疽？

答：炭疽是由炭疽杆菌引起的动物源性传染病，属于自然疫源性疾病，为乙类传染病。主要发生于草食动物，特别是牛、马和羊；人主要通过接触病畜及其排泄物或食用病畜的肉类而被感染。临床上主要为皮肤炭疽，其次为肺炭疽和肠炭疽，严重时可继发炭疽杆菌败血症和炭疽脑膜炎。

727．炭疽的传播途径是什么？

答：炭疽的传播途径：①直接或间接接触传播；②吸入传播；③消化道传播。

728．皮肤炭疽的临床表现是什么？

答：皮肤炭疽为最常见的临床类型，约占90%以上，病变多见于面、颈、肩、手和脚等裸露部位皮肤。

① 初期为斑疹或丘疹，次日出现水疱，内含淡黄色液体，周围组织肿胀。②第3、第4天中心呈现出血性坏死而稍下陷，四周有成群小水疱，水肿区不断扩大。③第5～7天坏死区溃破成浅溃疡，血样渗出物结成硬而黑似炭块状焦痂，痂内有肉芽组织（炭疽痈）。④此后水肿消退，黑痂在1～2周内脱落，逐渐愈合成疤。⑤病程中常有轻至中度发热、头痛和全身不适等中毒症状。

729．百日咳典型临床病程分为几期？

答：典型临床病程分为三期：卡他期、痉咳期、恢复期。

730．百日咳最常见的并发症是什么？

答：百日咳最常见的并发症为支气管肺炎。

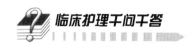

731. 百日咳患者痉咳时的护理措施是什么？

答：（1）轻叩患者背部，促进排痰。

（2）痰液黏稠排出不畅者时，用雾化吸入，湿润呼吸道，稀释痰液。

（3）痉咳频繁剧烈者，遵医嘱给予苯巴比妥钠、地西泮等镇静剂，并注意观察疗效与不良反应。

（4）痉咳后长吸气或呕吐时，分泌物及呕吐物易呛入气道，发生吸入性肺炎甚至窒息，必要时立即吸痰。

（5）半岁以下患儿常突然发生窒息，须专人守护。

732. 什么是猩红热？

答：猩红热是 A 组 β 型溶血性链球菌引起的急性呼吸道传染病。其临床特征为发热、咽峡炎、全身弥漫性鲜红色皮疹和疹后明显脱屑。少数患者病后可出现变态反应性心、肾、关节损害。

733. 什么是结核病？

答：结核病是结核分枝杆菌引起的慢性感染性疾病，可累及全身多个脏器，以肺结核最为常见，是最主要的结核病类型。

734. 结核病的传染源是什么？

答：结核病的传染源主要是来自开放性肺结核患者。

735. 结核病的传播途径是什么？

答：结核病的传播途径为：①空气传播；②飞沫传播；③ 其他途径：如饮用带菌牛奶而经消化道感染，患病孕妇经胎盘引起母婴间传播，经皮肤伤口感染和上呼吸道直接接种均极为罕见。

736. 肺结核的临床表现是什么？

答：（1）全身症状：发热为肺结核最常见的全身毒性症状，多为低热，于午后或夜晚开始，次日清晨降至正常，伴有乏力、夜间盗汗。

（2）呼吸系统症状：干咳，仅有少量黏液痰，当有空洞形成时痰量增加，有些患者在不同病期会有咯血。

737. 结核分枝杆菌素试验如何判断结果？

答：（1）48～96 小时（一般为 72 小时）观察反应。

（2）结果判断以局部硬结直径为依据：①＜5 mm 阴性反应；②5～9 mm 一般阳性反应；③10～19 mm 中度阳性反应；④≥20 mm 或不足 20 mm 但有水疱或坏死为强阳性反应。

738. 梅毒的传染源是什么？

答：梅毒患者是梅毒唯一的传染源。

739. 梅毒的传播途径是什么？

答：梅毒的传播途径：①性接触传播；②垂直传播；③其他途径：少数患者可经医源性途径、接吻、哺乳或接触污染衣物、用具而感染。

740. 治疗梅毒的首选药物是哪一类？

答：（1）青霉素类：为首选药物，常用苄星青霉素、普鲁卡因水剂青霉素 G、水剂青霉素 G。

（2）头孢曲松钠：可作为青霉素过敏者替代治疗药物。

741. 什么是肠阿米巴病？

答：肠阿米巴病又称阿米巴痢疾，是由溶组织内阿米巴寄生于结肠引起的疾病，主要病变部位在近端结肠和盲肠，典型的临床表现有果酱样粪便等痢疾样症状。

742. 肠阿米巴病传染源？

答：慢性患者、恢复期患者及无症状包囊携带者粪便中持续排出包囊，为主要传染源。

743. 什么是疟疾？

答：疟疾是由人类疟原虫感染引起的寄生虫病，主要由雌性按蚊叮咬传播。疟原虫先侵入肝细胞发育繁殖，再侵入红细胞繁殖，引起红细胞成批破裂而发病。临床上以反复发作的间歇性寒战、高热，继之出大汗后缓解为特点。间日

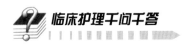

疟及卵形疟可出现复发，恶性疟发热常不规则，病情较重，并可引起脑型疟等凶险发作。

744. 疟疾的传染源是什么？

答：疟疾的传染源是疟疾患者和带疟原虫者。

第 四 章

专科部分

第一节　安宁疗护专科

745. 什么是安宁疗护？

答：安宁疗护以终末期患者和家属为中心，以多学科协作模式进行实践，主要内容包括疼痛及其他症状控制，舒适照护，心理、精神及社会支持等。

746. 安宁疗护的理念是什么？

答：（1）维护生命，把濒死视为正常过程。

（2）不加速也不拖延死亡。

（3）控制疼痛及心理精神问题。

（4）帮助家属处理相关事宜并提供支持。

747. 安宁疗护的原则是什么？

答：①人道主义；②以照护为主；③全方位照护。

748. 安宁疗护的模式包括哪几个方面？

答：①医院安宁疗护；②社区安宁疗护；③居家安宁疗护；④安宁疗护患者转介管理。

749. 安宁疗护的目标是什么？

答：①减少患者痛苦；②维护患者尊严；③帮助患者平静离世；④减轻丧亲

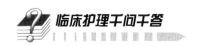

者的负担。

750. 安宁疗护的服务对象有哪些？

答：①疾病终末期，出现症状者；②拒绝原发疾病的检查、诊断和治疗者；③接受安宁疗护的理念，具有安宁疗护的需求和意愿者。

751. 安宁疗护的服务内涵是什么？

答：①全人照顾；②全家照顾；③全程照顾；④全队照顾；⑤全社区照顾。

752. 安宁疗护心理精神社会支持包括哪几个方面？

答：①安宁疗护社会支持；②居丧期护理；③安宁疗护与人文护理。

753. 安宁疗护中的"四道人生"指什么？

答：①道歉；②道谢；③道爱；④道别。

754. 安宁疗护中常用的护患沟通技巧有哪些？

答：①重视首因效应，树立良好的第一印象；②启发患者主动说话，把握说话时机；③开启对话，避免沟通中断；④重视反馈信息，及时给予反馈；⑤成为倾听者，促进沟通流畅；⑥有效利用非语言沟通；⑦少用医学术语，尽量使用通俗易懂的词语；⑧使用积极语言，提高沟通质量。

755. 什么是支持治疗？

答：支持治疗是帮助患者及其家庭应对从诊断之前，到诊断治疗的全过程，包含了癌症患者及其照顾者所需要的普通和专业服务。

756. 什么是缓和医疗？

答：缓和医疗是一种通过早期识别、积极评估、控制疼痛和其他痛苦症状，从而改善面临威胁生命疾病的患者、成人和儿童及其家属生活质量的一种方法。

757. 什么是倾听？

答：倾听是沟通的一个技巧，它不只是"听到"对方在说什么，而是去理解讲话者后面隐藏的意思。

758. 什么是非语言沟通?

答：非语言沟通是指通过手势、肢体语言或姿势、面部表情和目光接触来进行交流的过程。

759. 人文关怀对患者的作用是什么?

答：①缓解压力；②消除恐惧；③减轻疼痛。

760. 人的精神需求有哪些?

答：①追求有意义的人生目标的需求；②被爱及联系的需求；③被谅解和宽容的需求；④希望的需求；⑤寻找超越途径的需求。

761. 精神抚慰的技巧有哪些?

答：①生命回顾；②陪伴；③倾听；④同理；⑤精神抚慰。

762. 临终心理包括哪5个阶段?

答：①否认期；②愤怒期；③协议期；④忧郁期；⑤接受期。

763. 常用的心理技能有哪些?

答：①认知疗法；②接纳承诺疗法；③危机干预；④冥想；⑤放松技术；⑥沙盘游戏疗法；⑦家庭会议。

764. 临终时的常见症状有哪些?

答：①疼痛；②恶心；③躁动；④呼吸困难。

765. 舒适照护包括哪些内容?

答：①舒适环境；②口腔护理；③身体清洁护理；④皮肤护理；⑤协助进食和饮水；⑥大小便失禁护理；⑦体位护理；⑧安宁疗护药物治疗。

766. 传统的悲伤分哪几个阶段?

答：①逃避阶段；②面对事实阶段；③崩溃、绝望、认同阶段；④重新调整和恢复正常生活。

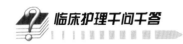
767. 什么是生死教育？

答：生死教育是向人们传递死亡相关知识，唤醒人们的死亡意识，培养与提升死亡事件应对和处置能力的特殊教育。

768. 什么是生前预嘱？

答：生前预嘱是指在健康和完全清醒的状态下，由本人自愿签署的，说明在不可治愈的疾病处于终末期时，需要或不需要哪种医疗护理的指示性文件。

769. 生前预嘱中《我的五个愿望》有哪些？

答：①我要或不要什么医疗服务；②我希望使用或不使用生命支持治疗；③我希望别人怎样对待我；④我想让我的家人和朋友知道什么；⑤我希望谁帮助我。

第二节　ICU 专科

770. 急性呼吸窘迫综合征的特征性临床表现是什么？

答：急性呼吸窘迫综合征的特征性临床表现是进行性呼吸困难。

771. 什么是血管内导管所致血流感染？

答：指带有血管内导管或者拔除血管内导管 48 小时内的患者出现菌血症或真菌血症，并伴有发热（>38 ℃）、寒战或低血压等感染表现，除血管导管外没有其他明确感染源的感染。

772. 有创动脉压监测的目的是什么？

答：①及时、准确反映患者动脉血压的动态变化；②指导血管活性药物的应用；③判断血容量、心肌收缩力、外周血管阻力。

773. 临床上常用的动脉穿刺部位有哪些？

答：首选桡动脉，其次为肱动脉、足背动脉、股动脉等。

774. 格拉斯哥评分主要包括哪几个方面内容？

答：格拉斯哥评分包括睁眼反应、语言反应、运动反应 3 个方面内容。

775. 何谓多器官功能障碍综合征？

答：多器官功能障碍综合征是指机体受到严重感染、创伤、烧伤等打击后，同时或序贯发生 2 个或 2 个以上器官功能障碍以致衰竭的临床综合征。

776. 重症患者肠内营养的禁忌证有哪些？

答：①血流动力学尚不稳定，水电解质平衡、酸碱平衡失衡尚未纠正；②胃肠功能障碍者；③肠梗阻；④严重消化道出血；⑤急性肠道炎症伴有持续的腹泻、腹胀；⑥梗阻性内脏血管疾病；⑦俯卧位通气患者。

777. 人工气道最适宜的气囊压力是多少？

答：人工气道最适宜的气囊压力是 $25 \sim 30 \ cmH_2O$。

778. 何谓呼吸机相关性肺炎？

答：呼吸机相关性肺炎是指气管插管或气管切开患者接受机械通气 48 小时后发生的肺炎，机械通气撤机、拔管后 48 小时内出现的肺炎。

779. 常用的气道湿化方式有哪些？

答：常用的气道湿化方式有主动加热湿化和被动加热湿化。

780. 何谓体外膜肺氧合？

答：体外膜肺氧合是一种改良的体外循环及呼吸支持系统，可以为常规治疗策略无效的顽固心脏或呼吸衰竭患者提供体外心肺功能支持。

781. 体外膜肺氧合支持的方式和目的是什么？

答：体外膜肺氧合支持的方式包括从静脉到动脉、从静脉到静脉、动脉到静脉 3 种方式，其中从静脉到动脉用于循环支持、从静脉到静脉用于呼吸支持、从动脉到静脉用于体外二氧化碳清除。

782. 肠内营养引起的并发症有哪些？

答：①反流、误吸与肺部感染；②胃肠不良反应；③机械性并发症；④代谢性并发症。

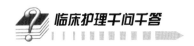

783. ICU 内纤维支气管镜的适应证有哪些?

答：①清除气道分泌物；②肺内不明原因的病变；③了解气道状态；④难以解释的咳嗽、咯血、哮鸣、声带或膈肌麻痹、胸腔积液等的病因诊断；⑤收集下呼吸道分泌物或支气管肺泡灌洗液进行病原学和其他检查；⑥解除肺不张、钳取异物、注入药物、导入支架。

784. 常见的人工气道有哪些?

答：有上人工气道和下人工气道。其中上人工气道包括口咽通气道和鼻咽通气道，下人工气道包括气管插管和气管切开。

785. 何谓谵妄?

答：谵妄是一种神经行为障碍，特点为急性发作、病程波动的注意力异常、思维解体、认知行为和意识内容障碍。

786. 导致下肢深静脉血栓血管内凝血的三要素是什么?

答：①血管内膜损伤；②血流停滞；③血液高凝状态。

787. 何谓机械通气?

答：机械通气是利用特别设施提供大气与肺泡—肺毛细血管膜间的氧和二氧化碳运输，目的是维持 PO_2 和 PCO_2 在适当的水平，并减少呼吸做功。

788. 机械通气的撤机指征有哪些?

答：①患者完全清醒；②咳嗽及呕吐反射正常；③气体交换正常；④气道峰压小于 20 cmH_2O；⑤胸部 X 线片正常。

789. 俯卧位通气的目的是什么?

答：俯卧位通气的目的是治疗改善急性呼吸窘迫综合征患者氧合。

第三节　急诊专科

790. 院前急救的主要内容包括什么?

答：①对于可能危及患者生命的急症给予初始急救处理，避免病情恶化失去最佳抢救时间。②紧急对症处理，减少患者痛苦或避免病情进一步恶化。③参与灾难性事故急救，如协助 110、120、119、122 等政府急救部门做好重大事故的抢救。

791. 急诊科从功能结构上分为哪 3 个区域？

答：①红区，抢救监护区，适用于Ⅰ级和Ⅱ级患者。②黄区，密切观察诊疗区，适用于Ⅲ级患者。③绿区，Ⅳ级患者诊疗区。

792. 急诊患者按病情分为哪四级？

答：①Ⅰ级是濒危患者；②Ⅱ级是危重患者；③Ⅲ级是急症患者；④Ⅳ级是非急症患者

793. 什么是急救绿色通道？

答：急救绿色通道是指医院为急危重症患者提供快捷高效的服务系统，包括在分诊、接诊、检查、治疗、手术及住院等环节上，实施快速、有序、安全、有效的急救服务。

794. 急救绿色通道适用范围有哪些？

答：包括但不限于以下情况：① 各种急危重症患者：休克、昏迷、心搏骤停、严重心律失常、急性严重脏器功能衰竭的生命垂危者。②无家属陪同且需急诊处理的患者。③批量患者，如外伤、中毒等。

795. 急诊护理工作流程的主要内容包括什么？

答：（1）接诊，预检护士对到达急诊科的患者，根据病情合理安置接诊就位。

（2）分诊，快速、重点地对就诊患者进行资料收集，按轻、重、缓、急安排就诊顺序。

（3）处理，将进入急诊的患者经评估分诊后，根据不同的病种和病情，给予及时合理的处置。

796. 急诊护士工作能力的要求是什么？

答：①预诊分诊能力；②急诊急救能力；③急诊监护能力；④病情观察能

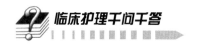

力；⑤承担协调组织管理、强调团队精神。

797. 急诊常见急症有哪些？

答：呼吸困难、窒息、急性胸痛、急性腹痛、严重心律失常、高血糖症与低血糖症、脑卒中等。

798. 急危重症患者安全转运前的基本要求有哪些？

答：①评估患者转运需求，当获益大于风险时方可转运；②签署知情同意；③确定最佳转运路线；④转运人员准备，医生护士组成转运团队；⑤患者的准备；⑥转运仪器与设备准备，确保正常运转；⑦转运药物的准备。

799. 休克患者临床观察要点是什么？

答：①意识和表情；②皮肤色泽、温度、湿度；③周围静脉充盈度；④血压及脉压；⑤脉率；⑥呼吸频率和深度；⑦尿量及比重；⑧中心静脉压。

800. 除颤电极板的正确放置位置是哪里？

答：A（Apex）电极板放在左乳头外下方或左腋前线第 5 肋间（心尖部）；S（Sternum）电极板放在胸骨右缘锁骨下或第 2~3 肋间（心底部）。

801. 心搏骤停的典型"三联征"是什么？

答："三联征"是指突发意识丧失、呼吸停止和大动脉搏动消失。

802. 体外心脏按压可能导致哪些并发症？

答：并发症包括肋骨骨折、连枷胸和气胸。

803. 急性中毒的救治原则是什么？

答：①立即终止接触毒物；②清除尚未吸收的毒物；③促进已吸收毒物的排出；④应用特效解毒剂。

804. 洗胃操作的目的是什么？

答：①除去胃内的有毒物质或刺激物，避免其被胃肠道吸收；②减轻胃黏膜水肿；③为胃肠道等手术或检查做准备。

805. 昏迷患者如何搬运?

答：搬运过程应防止舌后坠及呕吐时误吸造成窒息，需使患者仰卧、头偏向一侧，或侧卧位置，手脚固定。

806. 桡动脉穿刺前做艾伦试验的目的是什么?

答：大部分正常人手部有来自尺动脉的侧支循环，但部分患者可能缺乏侧支循环，艾伦试验是用于判断手部动脉侧支循环是否充足以及桡、尺动脉在手部血供中谁占优势的一个物理检查方法。

807. 艾伦试验的检测方法是什么?

答：患者受检测手握拳，将手高举至心脏水平以上，检测者双手同时按压桡动脉和尺动脉；嘱患者反复用力握拳和张开手指 5 ~ 7 次至手掌变白；松开尺动脉的压迫，观察手掌颜色变化。若手掌颜色 15 秒内变红或恢复正常，即艾伦试验阴性，表明手掌侧支循环良好，可行桡动脉穿刺；若 15 秒手掌颜色仍苍白，即艾伦试验阳性，表明手掌侧支循环不良。

808. 动脉采血常见并发症有哪些?

答：①出血和血肿；②血管迷走神经反应；③动脉痉挛；④神经损伤；⑤其他穿刺相关并发症，如假性动脉瘤形成、骨筋膜室综合征等。

809. 急诊抢救药品、物品需做到哪"四定"?

答：定数量、定地点、定人管理、定期检查。

第四节　静脉输液治疗专科

810. 何谓静脉治疗? 常用的工具包括哪些?

答：（1）静脉治疗是将各种药物（包括血液制品）以及血液，通过静脉注入血液循环的治疗方法，包括静脉注射、静脉输液和静脉输血。

（2）常用工具包括：注射器、输液（血）器、一次性静脉输液钢针、外周静脉留置针、中心静脉导管、经外周静脉置入中心静脉导管、输液港以及输液附加装置等。

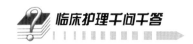

811. 如何根据预期治疗时间正确选择静脉输液工具?

答:①预期治疗时间 <4 天:外周静脉导管。②预期治疗时间 5 ~ 14 天:中线导管。③预期治疗时间 >15 天:中心血管通路装置。

812. 避免在哪些部位进行外周静脉导管置管?

答:①屈曲部位;②触诊疼痛的区域;③受损的皮肤及其末梢部位,如开放性创伤区域;④感染的区域;⑤计划进行手术的区域;⑥受损静脉(如以前的置管区域、淤紫、发红/条纹、渗出、硬化、条索状或充血)。

813. 在满足规定治疗方案的前提下,如何选择血管通路装置?

答:选择管径最细、管腔数量最少、创伤性最小的血管通路装置。

814. 血管通路装置功能正常应包括哪些内容?

答:①导管畅通;②无并发症相关症状和体征;③冲管时无阻力;④抽吸有回血。

815. 评估血管通路装置功能时如何选择注射器?

答:①10 mL 注射器;②10 mL 管径的导管冲洗器(降低注射压强设计的冲洗器)。

816. 何谓脉冲式冲管技术?

答:脉冲式冲管技术是指重复少量(如 1 mL)推入不含防腐剂的 0.9% 氯化钠溶液,然后短暂停顿,以便在血管通路装置内腔中产生湍流。

817. 当药物与氯化钠溶液不相容时,如何进行规范化冲管?

答:①先用 5% 葡萄糖溶液冲管;②再使用不含防腐剂的 0.9% 氯化钠溶液冲管;③切勿使葡萄糖残留在导管内腔中。

818. 封管的目的是什么?

答:封管的目的是在血管通路使用期间,用以维持通畅,并降低导管相关性血流感染的风险。

819. 无针接头的更换时机是什么？

答：①无针接头因任何原因被移除；②无针接头内有残留血液或碎屑；③在从血管通路装置抽取血培养样本之前；④受污染时；⑤根据医疗机构的制度、程序或实践指南更换；⑥按照制造商的使用说明更换。

820. 无菌敷料的更换频率与时机是什么？

答：①无菌透明敷料≤7天更换一次；②无菌纱布敷料应≤2天更换一次；③若穿刺部位发生渗液、渗血时应及时更换敷料；④穿刺部位的敷料发生松动、污染等完整性受损时应立即更换。

821. 静脉炎分为几个等级？临床标准是什么？

答：①静脉炎分为0~4共5个等级。②临床标准如下。0级：无症状。1级：穿刺部位有红斑，伴有或不伴有痛感。2级：穿刺部位疼痛，有红斑或水肿。3级：穿刺部位疼痛，有红斑、条纹形成或静脉条索。4级：穿刺部位疼痛，有红斑、条纹形成、静脉条索长度>1英寸（2.5 cm）或脓液流出。

822. 静脉炎的症状和体征有哪些？

答：症状和体征包括疼痛/压痛、红斑、肿胀、化脓和可触及的静脉条索。

823. 何谓导管相关性深静脉血栓形成？

答：导管相关性深静脉血栓形成是指发生在深静脉的，与放置血管通路装置相关的血栓形成。

824. 导管相关性血栓的临床表现是什么？

答：（1）局部症状：局部皮肤变色、发红；穿刺侧肢体或颈部肿胀、疼痛；肢端皮肤感觉异常；同侧胸壁、颈部、浅静脉充盈、扩张。

（2）上腔静脉阻塞综合征：手臂肿胀、疼痛、头痛、颈部和上臂出现红斑。

（3）感染症状：体温升高。

（4）输液不畅及静脉回流障碍。

825. 发生导管相关性深静脉血栓时，是否必须拔管？

答：如果导管位置正确、功能正常且需要进行输液治疗，无须移除中心血

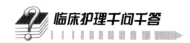

管通路装置。

826. 一次性静脉输液钢针用于什么情况?

答:一次性静脉输液钢针用于短期（<3 天）或单次给药（<4 小时）;腐蚀性药物不应使用一次性静脉输液钢针。

827. 如何降低静脉输液治疗操作相关针刺伤风险?

答:①使用带安全设计的装置;②考虑使用自动激活安全设计的装置;③切勿将锐器回套、折断或弯曲,直接丢弃到锐器容器中;④锐器物应放置在可封闭、防穿刺、防渗漏、带标记或彩色编码的锐器容器中,且容器要足够大,可以安放整套血液采集装置（如针筒和针头）。

828. 哪类药物不应使用外周及中等长度导管输注?

答:①连续输注发泡剂;②肠外营养液;③渗透压 >900 mOsm/L 的药物。

829. 经外周静脉穿刺中心静脉置管留置时间不宜超过多长时间?

答:不宜超过 1 年。

830. 对于暂时不用的外周留置针,应间隔多长时间封一次管?

答:应间隔 24 小时封一次管。

831. 中心静脉穿刺置管的消毒面积是多少?

答:消毒面积不小于 10 cm × 10 cm。

832. 置入中心静脉导管,首选哪种皮肤消毒剂?

答:首选的皮肤消毒剂是氯己定 – 乙醇。

833. 拔管后静脉炎常出现在导管拔除后多长时间内?

答:拔管后静脉炎常出现在导管拔除后 48 小时内。

834. 进行静脉留置针穿刺时主要选择哪些血管?

答:选择分布在上肢的背侧和内侧面的血管,包括掌背静脉、头静脉、贵要静脉和正中静脉。避免使用下肢血管和桡静脉腕关节部位。

第五节　老年专科

835. 老年人的年龄划分标准是什么？

答：世界卫生组织对老年人年龄的划分有两个标准：在发达国家将 65 岁以上的人群定义为老年人，而在发展中国家则将 60 岁以上人群称为老年人。中华医学会老年医学会建议：我国 60 岁以上的人群为老年人。

836. 何谓老年综合评估？

答：老年综合评估是指用多学科方法评估老年人的躯体情况、功能状态、心理健康和社会环境状况等，并据此制订以维持和改善老年人健康及功能状态为目的的治疗计划，最大限度地提高老年人的生活质量。老年综合评估是现代老年医学的核心技术之一，是筛查老年综合征的有效手段。

837. 老年期痴呆主要包括哪几型？

答：①阿尔茨海默病（简称老年性痴呆）；②血管性痴呆；③混合性痴呆；④其他类痴呆（帕金森病、酒精依赖、外伤等引起的痴呆）。

838. 阿尔茨海默病的分期是什么？

答：①早期（遗忘期）；②中期（混乱期）；③晚期（极度痴呆期）。

839. 阿尔茨海默病的评估量表有哪些？

答：（1）认知功能评估：最常用简易精神量表来测查智能损害程度。

（2）日常生活能力评估：评定日常生活损害程度。

（3）行为和精神症状的评估：行为和精神症状评定量表。

840. 阿尔茨海默病的临床表现是什么？

答：早期（遗忘期）：近期记忆受损；语言交流能力下降；空间定向不良，易迷路；日常生活高级活动出现困难。

中期（混乱期）：完全不能学习和回忆新信息；远事记忆受损但未完全丧

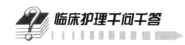

失；注意力不集中；出现失语、失认、失用、失写、失计算；人格和行为发生改变；日常生活能力下降。

晚期（极度痴呆期）：日常生活完全依赖照料者，两便失禁；智能趋于丧失；无自主运动。

841. 老年高血压的定义是什么？

答：老年高血压是指年龄≥65 岁，在未使用抗高血压药物的情况下，血压持续或 3 次以上收缩压≥140 mmHg 和（或）舒张压≥90 mmHg。

842. 老年心绞痛的诱因有哪些？

答：①非疾病因素：饱餐、受寒、酷热、体力活动、情绪激动等。②疾病因素：高血压、肺部感染、血糖控制不良等。

843. 老年心绞痛的临床表现有哪些？

答：①疼痛可以发生在上颌部与上腹部之间的任何部位；每次发作多在同一部位，同样原因诱发。②疼痛程度较轻，疼痛以外的症状较多，如气促、疲倦、喉部发紧、左上肢酸胀、胃灼热等表现较多，且会有无症状心肌缺血的发生。③大多数老年心绞痛患者可无阳性体征。

844. 何谓吞咽障碍？

答：吞咽障碍又称吞咽功能低下，吞咽异常，或者吞咽紊乱，是指食物或液体从口腔到胃运送过程发生障碍，常有咽部、胸骨后或食管部位的梗阻停滞感觉，是临床常见的老年综合征之一。

845. 何谓营养风险筛查？

答：营养风险筛查是应用营养风险筛查 2002 工具来判断患者是否具有营养风险，了解是否需要制订营养干预计划的过程。临床中常用 NRS2002 量表进行评估。

846. 老年人合理用药健康指导的内容有哪些？

答：①专业用药代替经验用药；②药师指导下用药；③简单用药，理性用药；④根据具体疾病，个体差异用药。

847. 跌倒的定义是什么？

答：世界卫生组织对跌倒的定义是不自主的、非故意的体位改变，倒在地上或更低的平面上，不包括靠在家具或者墙面上的情况。

848. 跌倒风险分为几级？

答：《Morse 跌倒风险评估量表》根据评分结果将风险分为 3 级：① 低风险：< 25 分；②中风险：25～45 分；③高风险：> 45 分。

849. 成人住院患者跌倒预防风险评估时机是什么？

答：①患者入院、转科时；②住院期间出现病情变化、使用高跌倒风险药物、跌倒后；③跌倒高风险患者出院前，应再次评估。

850. 老年人跌倒的生理因素有哪些？

答：①年龄、性别因素；②平衡功能的退化和步态的影响；③感觉功能的退化；④骨骼肌肉系统的退化；⑤中枢神经的退变。

851. 老年人跌倒的药物因素有哪些？

答：①降压药；②镇痛药；③安眠、镇静药；④抗心律失常药；⑤利尿药；⑥抗焦虑、抑郁药；⑦降糖药；⑧酒精。

852. 老年人的心理特点有哪些变化？

答：①感知觉的变化；②记忆的变化；③智力的变化；④思维的变化；⑤人格的变化；⑥情感与意志的变化。

853. 老年人常见的心理问题有哪些？

答：焦虑、抑郁、孤独、自卑、离退休综合征、空巢综合征。

854. 何谓老年人便秘？

答：老年人便秘指排便困难或排便次数减少，且粪便干结，便后无舒畅感，老年便秘属于慢性便秘。

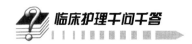

855. 老年人便秘的主要病因是什么？

答：①食量和体力活动减少；②肠管张力和蠕动减弱；③腹腔及盆底肌力下降；④肛门括约肌减弱；⑤胃－结肠反射减弱；⑥直肠敏感性下降。

856. 老年人睡眠障碍表现在哪些方面？

答：失眠、阻碍性睡眠呼吸暂停综合征、不安腿综合征。

第六节　手术室专科

857. 什么是洁净手术间自净时间？

答：在正常运行的换气次数条件下，使手术室内术后废弃物已被清除后的空气含尘浓度降低约90% 或降低到设计洁净度级别上限浓度之内所需的时间。

858. 手术常用的缝针有几类，适合用于什么组织？

答：常用的缝针有三角针和圆针两类。三角针用于缝合皮肤或韧带等坚硬组织；圆针对组织的损伤较小，用于缝合血管、神经、脏器、肌肉等软组织。

859. 何谓手术安全核查？

答：手术安全核查是由手术医生、麻醉医生和手术室护士三方，分别在麻醉实施前、手术开始前和患者离开手术室前，对患者身份和手术部位等内容进行核查的工作，确保手术患者、部位、手术方式和用物正确。

860. 手术物品清点的原则是什么？

答：①双人逐项清点原则；②同步唱点原则；③逐项即刻记录原则；④原位清点原则。

861. 外科手消毒的原则是什么？

答：①先洗手，后消毒；②不同手术之间或手术过程中手被污染时，应重新进行外科手消毒。

862. 手术中的无菌技术原则是什么？

答：①明确无菌范围；②保持无菌物品的无菌状态；③保护皮肤切口；④正确传递物品和调换位置；⑤污染手术的隔离技术；⑥减少空气污染。

863. 什么是手术隔离技术？

答：手术隔离技术指在无菌操作原则的基础上，外科手术过程中采取的一系列隔离措施，将肿瘤细胞、种植细胞、污染源、感染源等与正常组织隔离，以防止或减少肿瘤细胞、种植细胞、污染源、感染源的脱落、种植和播散的技术。

864. 目前常用的自体输血有哪几种？

答：目前常用的自体输血有贮存式自体输血、稀释式自体输血和回收式自体输血 3 种方式。

865. 外科手术切口分哪几类？

答：根据外科手术切口微生物污染情况，外科手术切口分为清洁切口、清洁－污染切口、污染切口、感染切口。

866. 传递手术器械时需注意哪些内容？

答：①传递器械前后应检查器械完整性；②传递器械应做到稳、准、轻、快，用力适度；③传递方式准确，以术者接过后无须调整方向为宜；④传递拉钩前用盐水浸湿；⑤安装、拆卸刀片避开人员，尖端向下，朝向无菌器械台面；⑥传递锐利器械，宜采用无触式传递；⑦向对侧或跨越式传递时，禁止从医生肩后或背后传递。

867. 手术常见的体位有哪些？

答：手术常见的体位有仰卧位、侧卧位、俯卧位、膀胱截石位。

868. 手术标本需如何处理？

答：①立即与手术主刀医生核对来源；②即刻记录标本来源、名称及数量；③尽快固定或送至病理科处理。

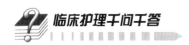

869. 回路负极板粘贴部位如何选择？

答：①易于观察、肌肉血管丰富、皮肤清洁干燥的区域；②距离手术切口部位 >15 cm，距离心电图电极 >15 cm。

870. 预防术中低体温的措施有哪些？

答：预防术中低体温的措施有监测体温、调节室温、使用加温设备、减少皮肤暴露、输注液加温、冲洗液加温等。

871. 哪些措施可以有效减少手术烟雾？

答：①调节电外科、动力系统所需的工作模式、功率，以最小输出功率达到最大的功效为宜；②及时清理电刀笔、动力系统刀头上的焦痂；③及时吸除手术烟雾，可使用吸烟装置密闭排烟。

872. 手术物品清点的四次时机是什么？

答：（1）第一次清点：手术开始前整理器械时。

（2）第二次清点：关闭体腔前。

（3）第三次清点：关闭体腔后。

（4）第四次清点：手术结束缝合皮肤后。

873. 什么是吸入全身麻醉？

答：吸入全身麻醉是将挥发性药物或麻醉气体以蒸汽或气体的形式通过一定的装置，经肺泡进入血液循环，达到中枢神经系统，从而产生全身麻醉作用的方法。

874. 局部麻醉药的全身性不良反应有哪些？

答：①高敏反应；②变态反应；③中枢神经毒性反应；④心脏毒性反应。

875. 蛛网膜下腔阻滞麻醉常见的并发症有哪些？

答：①血压下降、心率减慢；②呼吸抑制；③恶心、呕吐。

第七节 血液净化专科

876. 什么是血液透析？

答：血液透析是利用弥散和对流原理清除血液中代谢废物、有害物质和过多水分，是终末期肾脏病患者最常用的肾脏替代治疗方法之一，也可用于治疗药物和（或）毒物中毒等。

877. 血液透析的适应证和禁忌证有哪些？

答：血液透析的适应证：

① 终末期肾脏病；②急性肾损伤；③药物或毒物中毒；④严重水、电解质和酸碱平衡紊乱。

血液透析禁忌证：

① 颅内出血或颅内压增高；②药物难以纠正的严重休克；③严重心肌病伴有难治性心力衰竭；④活动性出血；⑤精神障碍不能配合血液透析治疗。

878. 血液净化技术包括哪些？

答：血液净化技术包括普通血液透析、血液滤过、血液透析滤过、连续性肾脏替代治疗、血液灌流、血浆置换、蛋白 A 免疫吸附、单纯超滤、高通量透析等。

879. 什么是超滤？

答：液体在压力梯度作用下通过半透膜的运动称为超滤。

880. 什么是弥散？

答：任何溶质总是从浓度高的部位向浓度低的部位流动，这种依靠浓度梯度差进行的转运称为弥散。

881. 什么是单纯超滤？

答：单纯超滤是通过对流转运机制，采用容量控制或压力控制，经过透析器/滤器的半透膜等渗地从全血中除去水分的一种治疗方法。在单纯超滤治疗过程

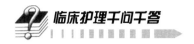

中，不需要使用透析液和置换液。

882. 什么是血液灌流技术？

答：血液灌流技术是指将患者的血液引出体外，经过灌流器，通过吸附的方法来清除人体内源性和外源性的毒性物质，达到净化血液的一种治疗方法。

883. 血液灌流适应证有哪些？

答：①急性药物或毒物中毒；②终末期肾脏疾病（尿毒症），如顽固性瘙痒、难治性高血压等；③重型肝炎，特别是暴发性肝衰竭导致的肝性脑病等；④系统性炎症反应综合征、脓毒症等重症感染；⑤银屑病或其他自身免疫性疾病；⑥其他疾病，如海洛因等药物成瘾、家族性高胆固醇血症、重症急性胰腺炎、甲状腺功能亢进危象。

884. 什么是血液透析滤过？

答：血液透析滤过是血液透析和血液滤过的结合，具有两种治疗模式的优点，可通过弥散和对流两种机制清除溶质，在单位时间内能比单独的血液透析或血液滤过清除更多的中小分子物质。

885. 什么是连续性肾脏替代疗法？

答：连续性肾脏替代疗法是采用每日连续 24 小时或接近 24 小时的一种连续性血液净化疗法，它主要利用弥散和（或）对流的原理，将患者血液中蓄积的毒素排出体外，并维持水、电解质及酸碱平衡，以达到替代受损肾功能的效果。

886. 血液透析用血管通路的种类有哪些？

答：血管通路分为两大类：①临时性血管通路（深静脉留置导管）；②永久性血管通路（动静脉内瘘和移植血管内瘘）。

887. 什么是动静脉内瘘？

答：动静脉内瘘是指动、静脉在皮下吻合建立的血管通道，包括自体动静脉内瘘和移植动静脉内瘘。前者是利用自身动、静脉血管直接吻合制成的内瘘；后者是在动、静脉间插入一段移植血管制成的内瘘。

888. 自体动静脉内瘘最常用的血管吻合方式是哪些？

答：①端侧吻合法（首选）；②端端吻合法；③侧侧吻合法。

889. 自体动静脉内瘘成熟的判断要点是什么？

答：内瘘的成熟取决于患者血管的自身条件、手术情况及术后患者的配合情况。一般应静脉呈动脉化（血管壁增厚，显露清晰，突出于皮肤表面，有明显动脉震颤或搏动），内瘘直径增粗，能保证成功的穿刺及提供足够的血流量。成熟时间一般需要 6~8 周，最好在成形术后 3~4 个月再使用。

890. 自体动静脉内瘘有哪些常见并发症？

答：①血管狭窄；②血栓；③感染；④内瘘动脉瘤；⑤假性动脉瘤；⑥心力衰竭；⑦静脉高压综合征；⑧透析通路相关缺血综合征。

891. 什么是干体重？

答：干体重是透析超滤能够达到最大限度体液减少，且不发生低血压的体重，此时患者体内基本无多余水分潴留也不缺水，是患者感觉舒适的理想体重。

892. 透析器凝血程度分级的判定标准是什么？

答：0 级：抗凝好，没有或少有几条纤维凝血。1 级：少有部分凝血或少有几条纤维凝血。2 级：透析器明显凝血或半数以上纤维凝血。3 级：严重凝血，必须及时更换透析器及管路。

893. 透析机体外循环回路包括哪些组件？各有什么作用？

答：透析机体外循环回路包括血泵、肝素泵、压力监测器、气泡监测和静脉夹。血泵提供稳定的血流量；肝素泵用于体外循环血液抗凝，当血路压力发生异常变化时压力监测器发出报警；气泡监测和静脉夹能防止气体顺静脉回路进入患者体内。

894. 常用透析用水处理设备的结构有哪些部分构成？

答：由前处理 + 双级反渗透系统组成，前处理包括不同规格的过滤器、活性炭过滤器、软水器。

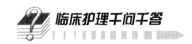

895.透析用水生物污染物标准是多少？

答：透析用水中的细菌总数≤100 CFU/mL；透析用水中的内毒素含量≤0.25 EU/mL。

第八节 消毒供应中心专科

896.什么是消毒供应中心？

答：消毒供应中心是医院内承担各科室所有重复使用诊疗、器具和物品清洗、消毒、灭菌以及无菌物品供应的部门。

897.消毒供应中心的辅助区域与工作区域分别包括哪些？

答：（1）辅助区域包括工作人员更衣室、值班室、办公室、休息室、卫生间等。

（2）工作区域包括去污区、检查包装及灭菌区（含独立的敷料制备或包装间）和无菌物品存放区。

898.消毒供应中心工作区域划分应遵循哪些基本原则？

答：①物品由污到洁，不交叉、不逆流；②空气流向由洁到污；③采用机械通风的，去污区保持相对负压，检查包装及灭菌区保持相对正压。

899.消毒供应中心的工作区域应配备哪些防护用品？

答：消毒供应中心的工作区域内，根据工作岗位的不同需要，应配备相应的个人防护用品，包括圆帽、口罩、隔离衣或防水围裙、手套、专用鞋、护目镜、面罩等。去污区应配置洗眼装置。

900.什么是去污区？

答：去污区是消毒供应中心内对重复使用的诊疗器械、器具和物品，进行回收、分类、清洗、消毒（包括运送器具的清洗消毒等）的区域，为污染区域。

901.什么是去污？

答：去污是去除被处理物品上的有机物、无机物和微生物的过程。

902. 医用润滑剂的特点是什么？

答：医用润滑剂的特点应为水溶性，与人体组织有较好的相容性。不应影响灭菌介质的穿透性和器械的机械性能。

903. 什么是酶清洗剂？

答：酶清洗剂是含酶的清洗剂，有较强的去污能力，能快速分解蛋白质等多种有机污染物。

904. 什么是清洗？

答：清洗是去除医疗器械、器具和物品上污物的全过程，流程包括冲洗、洗涤、漂洗和终末漂洗。

905. 什么是冲洗？

答：冲洗是使用流动水去除器械、器具和物品表面污物的过程。

906. 什么是洗涤？

答：洗涤是使用含化学清洗剂的清洗用水，去除器械、器具和物品污染物的过程。

907. 什么是漂洗？

答：漂洗是用流动水冲洗洗涤后的器械、器具和物品上残留物的过程。

908. 什么是终末漂洗？

答：用经纯化的水对漂洗后的器械、器具和物品进行最终处理的过程。

909. 机械清洗和手工清洗分别适用于哪些器械？

答：（1）机械清洗：适用于大部分常规器械的清洗。

（2）手工清洗：适用于精密、复杂器械的清洗和有机物污染较重器械的初步处理。

910. 灭菌物品包装方法分哪两种？

答：灭菌物品包装方法分为闭合式包装和密封式包装。

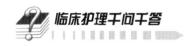

911. 耐湿、耐热的器械、器具和物品首选何种灭菌方式？

答：耐湿、耐热的器械、器具和物品应首选压力蒸汽灭菌。

912. 常用低温灭菌方法有哪些？

答：常用低温灭菌方法主要包括环氧乙烷灭菌、过氧化氢低温等离子体灭菌、低温甲醛蒸汽灭菌。

913. 低温灭菌的适用范围有哪些？

答：低温灭菌适用于不耐热、不耐湿的器械、器具和物品的灭菌。

914. 干热灭菌适用范围有哪些？

答：干热灭菌适用于耐热、不耐湿，蒸汽或气体不能穿透物品的灭菌，如玻璃、油脂、粉剂等物品。

915. 无菌物品发放时应遵循什么原则？

答：无菌物品发放时，应遵循先进先出的原则。

第九节　造口伤口失禁专科

916. 造口的分类有哪些？

答：（1）从造口位置上可分为：气管造口、胃造口、肠造口和泌尿造口。

（2）从治疗角度上可分为：永久性肠造口、临时性肠造口。

（3）从造口方式上可分为：单腔造口、袢式造口。

917. 防止造口袋发生渗漏的护理要点是什么？

答：（1）随时检查造口底盘有无渗漏。

（2）定期排空造口袋：造口袋内排泄物达1/3至1/2满时就要排放。

（3）及时更换造口袋或底盘：①结肠造口排出的粪便较为成形，宜5～7天更换1次；②回肠造口排出的粪便呈水样或糊状，宜3～5天更换1次；③泌尿造口排泄物为液体状，宜3～5天更换1次；④造口底盘一旦发生渗漏应立即更换。

918. 常见的肠造口并发症有哪些？

答：（1）水肿：指造口黏膜的肿胀，是肠造口术后最常见的并发症。

（2）出血：指从肠造口黏膜或肠腔流出血性液体。

（3）坏死：指血液循环受损导致的肠造口黏膜组织坏死。

（4）皮肤黏膜分离：指肠造口边缘与周围皮肤的分离。

（5）回缩：指肠造口的肠祥被拉回腹腔。

（6）狭窄：指造口腔的缩窄。

（7）脱垂：指肠造口内向外翻出。

（8）肉芽肿。

919. 常见的造口周边并发症有哪些？

答：①刺激性皮炎；②变应性接触性皮炎；③机械性损伤；④毛囊炎；⑤放射性皮炎；⑥皮肤增生；⑦肠造口旁漏；⑧尿酸盐结晶；⑨肠造口周围静脉曲张；⑩肠造口周围恶性肿瘤；⑪造口旁疝。

920. 肠造口患者术后的饮食注意事项有哪些？

答：①术后早期注意饮食营养的均衡，少量多餐，循序渐进，从流质饮食逐渐过渡到普通饮食；②少进食易产气的食物；③少进食易产生气味的食物；④少进食易引起腹泻的食物；⑤避免进食易便秘的食物；⑥适量进食粗纤维食物；⑦避免进食时吞入过多气体；⑧回肠造口患者应少食高纤维及难消化的食物。

921. 造口手术术前定位的方法是什么？

答：（1）定位时间：手术前 24～48 小时。

（2）定位前准备：备皮、评估患者情况及手术类型。

（3）定位操作步骤：取平卧位，暴露腹部皮肤，寻找腹直肌，操作者一手托住患者头部，嘱患者眼看脚尖，操作者另一手触诊摸到腹直肌，并用标记笔做好标记。

（4）理想造口位置：腹直肌内，便于患者自我护理，避开瘢痕、皱褶、皮肤凹陷等。

922. 泌尿造口手术后的护理要点是什么？

答：①观察尿液颜色；②观察引流液的颜色、性质、质量；③防止输尿管支

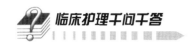

架管脱出及阻塞；④使用抗反流造口袋，夜间接床旁引流袋；⑤饮食上不忌口，应多饮水，尽量多进食一些含维生素高的水果，每天保证尿量在 2000～3000 mL 以上；⑥尽量使用两件式造口袋；⑦更换造口产品时尽量在早晨或上午；⑧及时排放尿液；⑨出院宣传教育。

923. 伤口床准备常用的清创方法有哪些？

答：①锐性清创；②自溶清创；③酶清创；④机械清创；⑤生物清创。

924. 感染伤口有哪些临床表现？

答：①延迟愈合；②尽管给予恰当的治疗，在前两周仍无愈合迹象；③伤口更大和（或）更深；④伤口破裂/裂开；⑤出现坏死组织；⑥出现脆弱的肉芽组织；⑦伤口床出现口袋状或桥接状；⑧渗液量增多或渗液性状改变；⑨周围组织温度升高；⑩疼痛加重；⑪ 恶臭。

925. 何谓压力性损伤？

答：压力性损伤是指皮肤和（或）皮下组织的局限性损伤，是压力或压力合并剪切力作用所致。通常发生在骨隆突处部位，也可能与医疗器械或其他物体有关。

926. 压力性损伤是如何进行分期的？

答：（1）1 期：皮肤完整，局部出现不变白的红斑。

（2）2 期：部分皮层缺失，伴有真皮层暴露。

（3）3 期：全层皮肤缺失。

（4）4 期：全层皮肤和组织缺失。

（5）不可分期：被覆盖的全层皮肤和组织缺失。

（6）深部组织损伤期：持续不变白的深红色、栗色或紫色改变。

927. 压力性损伤预防的方法有哪些？

答：①风险评估是识别高危人群关键的首要步骤；②皮肤和软组织评估是预防的关键组成部分；③预防性皮肤护理；④营养在预防中起着至关重要的作用；⑤体位变换和早期活动是预防的重要部分；⑥足跟和骶尾部的预防措施要全面且到位；⑦支撑面的使用，包括任何床垫、床垫替代物等。

928. 何谓器械相关压力性损伤?

答：器械相关压力性损伤是使用诊断或以治疗为目的的器械所致，非医疗器械（如床上杂物、家具和设备）（通常在无意中）持续接触皮肤和组织也会造成压力性损伤，由此产生的压力性损伤通常完全符合器械的样式或形状。

929. 发生医疗器械相关压力性损伤的高危人群和好发部位是什么?

答：（1）高危人群：ICU 患者、新生儿和儿科患者、创伤后脊柱固定的患者。

（2）好发部位：医疗器械相关压力性损伤好发于与医疗器械接触的皮肤和（或）软组织，如头面部（耳部、鼻部）、颈部、手指、足跟、内外踝等。

930. 护理上预防器械相关压力性损伤的策略是什么?

答：①定时检查医疗器械下面和周围的皮肤，尽早去掉可能引起压力性损伤的医疗器械；②保持医疗器械下面的皮肤清洁干燥；③适当为患者调整和（或）重新放置医疗器械，使压力再分布；④使用现代敷料来预防医疗器械相关性损伤。

931. 什么是失禁相关性皮炎?

答：失禁相关性皮炎是指因潮湿所导致皮肤损伤的一种，是便失禁和（或）尿失禁患者常见的皮肤问题，主要是反复接触尿液和（或）粪便，而导致皮肤出现的损伤。

932. 如何预防失禁相关性皮炎的发生?

答：（1）协助医生积极治疗原发疾病。

（2）有效收集排泄物，减少皮肤浸渍。

（3）对皮肤进行结构化护理方案。①清洗：及时清洗被排泄物浸渍的皮肤。②保护：使用皮肤保护剂进行皮肤保护。③修复：合并真菌感染时，请皮肤科会诊，遵医嘱用药。

（4）家属宣传教育。

933. 失禁相关性皮炎受累的常见部位有哪些?

答：失禁相关性皮炎受累的常见部位有：会阴部、骶尾部、臀部、腹股沟、

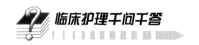

男性的阴囊、女性的阴唇、大腿内侧及后背部。

第十节 肿瘤专科

934. 什么是肿瘤的免疫治疗？

答：肿瘤免疫治疗是应用免疫学原理和方法，提高肿瘤细胞的免疫原性和对效应细胞杀伤的敏感性，激发和增强机体抗肿瘤免疫应答，或应用免疫细胞和效应分子输注宿主体内，协同机体免疫系统杀伤肿瘤、抑制肿瘤生长。

935. 什么是肿瘤的靶向治疗？

答：靶向治疗是指应用靶向药物，通过与癌症发生、肿瘤生长所必需的特定分子靶点的作用来阻止癌细胞的生长。具有高度选择性杀死肿瘤细胞而不杀伤或很少损伤正常细胞的特点，毒副作用相对较小。临床常用药物有贝伐珠单抗、索拉非尼、仑伐替尼、瑞戈非尼、安罗替尼等。

936. 肿瘤靶向治疗不良反应有哪些？

答：（1）皮肤反应：皮疹、手足综合征、甲沟炎。

（2）心血管毒性：贝伐珠单抗用药后可引发充血性心力衰竭、心肌缺血。

（3）胃肠道反应：腹泻、恶心、呕吐。

（4）输注相关反应：皮疹、寒战、高热、胸闷、呼吸困难、支气管痉挛，也可表现为血压下降或过敏性休克。

937. 什么是化疗？

答：化疗是化学药物治疗的简称，在恶性肿瘤临床治疗实践中，特指通过使用化学治疗药物杀灭癌细胞，以实现治疗目的。

938. 化疗药物给药时的注意事项有哪些？

答：①做好个人防护，戴口罩及双层手套；②采用密闭静脉输液，选择软包装溶媒，减少排气管的使用；③更换输液时，将输液袋口朝上，防止药物外漏；④发放口服化疗药物时勿徒手拿药；⑤操作中如药液不慎溅到皮肤或眼睛内，立即用大量清水或生理盐水反复冲洗。

939. 肿瘤化学治疗常见不良反应有哪些？

答：（1）局部毒性反应：轻者局部肿胀疼痛，严重的周围组织坏死。

（2）消化道毒性反应：恶心、呕吐、黏膜炎。

（3）骨髓抑制：表现为白细胞减少，血小板减少易发生中枢神经系统、胃肠道、呼吸道出血。

（4）皮肤毒性及脱发：手足皮肤反应、干燥、瘙痒、色素沉着、脱发。

（5）心脏、泌尿系统、神经系统、肝脏和肺毒性。

（6）其他：过敏反应。

940. 化疗药物暴露的途径有哪些？

答：（1）经呼吸道途径：化疗药物散发到空气中，通过呼吸道进入人体。

（2）经皮肤或黏膜途径：在操作过程中药液溅到皮肤或眼睛发生锐器伤或被化疗患者体液、呕吐物、排泄物污染。

（3）经消化道吸收：在被化疗药物污染的空气中进食；未彻底清洁手，污染食物；使用被污染的容器。

941. 化学治疗废弃物的分类有哪些？

答：主要分为两类：损伤性化疗药物废弃物及感染性化疗药物废弃物。损伤性化疗药物废弃物主要包括未用完的化疗药物，化疗药物空瓶及针头等。感染性化疗药物废弃物包括受化疗药物污染的一般物品如输液器、输液瓶/输液袋、注射器、处理桌面外溢药物及擦拭加药后桌面的纱布等。

942. 化疗使用的医疗废弃物处理原则有哪些？

答：①操作人员穿戴好防护服、口罩及双层防护手套；②化疗药物应与其他医疗废弃物分开收集；③感染性化疗药物废弃物及损伤性化疗药物废弃物区分处理；④确认在盛放化疗药物废弃物的容器及包装上有"化疗废弃物"的警示标识，并贴上标签注明废弃物产生单位、日期及类别。

943. 使用芬太尼透明贴剂的护理要点有哪些？

答：①选择躯体平坦、干燥、体毛少的部位，如前胸、后背、上臂和大腿内侧；②粘贴前用清水清洁皮肤，将贴剂平整贴于皮肤，并用手掌按压30秒；③每72小时更换贴剂和部位；④贴剂局部不要直接接触热源；⑤禁止剪切使用；

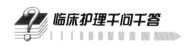

⑥用后将粘贴面对折放回药袋；⑦注意观察药物不良反应并记录。

944. 什么是放射治疗？

答：放射治疗简称放疗，是用高能射线治疗肿瘤的临床治疗方法，是治疗恶性肿瘤的重要手段之一。

945. 放射性皮炎的护理要点有哪些？

答：①照射野皮肤禁用肥皂擦洗或热水浸浴；②禁用碘酒、酒精等刺激性消毒剂；③禁用化妆品及有刺激的药膏；④避免冷热刺激；⑤照射区皮肤禁止刮除毛发，防止损伤皮肤造成感染；⑥照射区皮肤禁做注射点；⑦外出时防止日光直接照射，应遮挡；⑧勿搔抓局部皮肤，脱屑切忌用手撕拨；⑨腋窝、腹股沟、外阴等保持清洁干燥。

946. 口服索拉非尼的注意事项及常见不良反应有哪些？

答：（1）注意事项：空腹服用，一般进食前 1 小时或进食后 2 小时服用，温开水吞服。

（2）常见不良反应：皮疹、脱发、手足皮肤反应、高血压、腹泻、恶心、呕吐。

947. 何谓疼痛？

答：疼痛是伴随现有的或潜在的组织损伤引起或与损伤有关的感觉、情感、认知和社会上的痛苦体验。这一定义强调了疼痛是患者的主观感受，提示在评估疼痛强度时，应该以患者本人的主诉为依据。

948. 什么是暴发痛？

答：突发疼痛又称暴发痛，是指在持续存在且稳定的基础疼痛之外出现的疼痛骤然加剧的现象。通常发生突然、疼痛剧烈且间断发生。

949. 疼痛时，不同给药途径的评价时间是多久？

答：①口服：给药后 60 分钟评价；②皮下注射、肌内注射：给药后 30 分钟评价；③静脉注射：给药后 15 分钟评价。

950. 癌痛患者的出院宣传教育包括哪些内容?

答:(1)提供出院后疼痛就医信息,包括患者出院后的取药方式及流程,保证出院后疼痛治疗的连续性。

(2)告知患者出院期间如有任何不适应及时与医护人员联系。

(3)告知患者和家属,阿片类药物在家中需单独放置、妥善保管。

(4)告知患者离世后,家属应将剩余的阿片类镇痛药物交回原医疗机构,按相关规定处理。

第十一节　中医护理治疗

951. 我国现存最早的一部医经典著是什么?

答:《黄帝内经》是我国现存最早的一部医经典著。

952. 我国现存最早的药物学专著是什么?

答:《神农本草经》是我国现存最早的药物学专著。

953. 中医护理学理论体系的主要特点是什么?

答:①整体观念;②恒动观念;③辨证施护;④防护结合。

954. 按生理功能,脏腑可分哪几类?

答:(1)五脏:心、肝、脾、肺、肾。

(2)六腑:胆、胃、小肠、大肠、膀胱、三焦。

(3)奇恒之腑:脑、髓、骨、脉、胆、女子胞。

955. 构成人体和维持人体生命活动的基本物质是什么?

答:气、血、津液是构成人体和维持人体生命活动的基本物质,是脏腑、经络等组织器官进行生理活动的物质基础,也是脏腑生理活动的产物。

956. 何谓四诊、八纲?

答:四诊是指望、闻、问、切四种诊察和搜集病情资料的基本方法。八纲是指表、里、寒、热、虚、实、阴、阳八种辨证纲领。

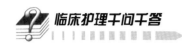

957. 中医情志护理的方法有哪些？

答：①说理开导；②顺情从欲；③移情解惑；④发泄解郁；⑤ 以情胜情；⑥暗示法；⑦药食法。

958. 中医饮食护理的基本原则是什么？

答：①饮食有节，适时定量；②合理膳食，不可偏嗜；③重视脾胃，注意卫生；④辨证施食，相因相宜。

959. 何谓中药的四气五味？

答：①四气：寒、热、温、凉四种不同药性，又称四性。②五味：酸、苦、甘、辛、咸五种滋味。

960. 传统运动养生的功能有哪些？

答：①培补元气；②平衡阴阳；③疏通经络；④调理气血。

961. 传统运动养生的特点有哪些？

答：①整体观念；②防治结合；③形神兼备；④简便易练。

962. 何谓五行？

答：五行指木、火、土、金、水五类物质及其运动变化。

963. 药物养生应注意哪些方面？

答：①精神用药，切忌滥用；②天人相应，顺时选药；③注重体质，因人用药；④辨别虚实，审因择药；⑤扶正祛邪，辨证遣药；⑥渐进施药，不宜骤补。

964. 辨证施护的原则有哪些？

答：辨证施护的原则是中医学中的"治则"在护理学中的延伸，它是指导临床辨证施护的法则。内容包括护病求本，调整阴阳，扶正祛邪，同病异护、异病同护及因时、因地、因人制宜等。

965. 标本缓急护理原则的内容有哪些？

答：①急则护治其标；②缓则护治其本；③标本同护治。

966. 什么是灸法？

答：灸，烧灼的意思。灸法是指用某些燃烧材料熏灼或温熨体表的一定部位，借灸火的热力和药物的作用，通过刺激经络腧穴达到温经通络、活血行气、散寒祛湿、消肿散结、回阳救逆及预防保健的作用。

967. 耳穴压豆的注意事项有哪些？

答：①耳郭皮肤有炎症或冻伤者不宜采用；②过度饥饿、疲劳、精神高度紧张、年老体弱、孕妇按压宜轻；③急性疼痛性病症宜重，习惯性流产者慎用；④注意防水，以免脱落；⑤根据不同病症采用相应体位。

968. 拔罐的注意事项有哪些？

答：①根据部位不同，选择大小合适的罐；②检查罐口周围是否光滑，有无裂痕；③拔罐时应采取合适的体位，使之舒适持久；④冬季拔罐注意保暖，留罐时盖好衣被；⑤拔罐时动作要快、稳、准，起罐时切勿强拉。

969. 中药保留灌肠法的注意事项有哪些？

答：①灌肠前，了解病变部位，以便掌握灌肠时的卧位和导管插入深度；嘱患者排尽小便，做适当的解释工作，防止精神紧张；②导管插入肛门时不可用力过猛，以免损伤肠道；③灌肠后需观察大便次数、颜色、质量，如有特殊臭气或夹有脓液、血液等，应留取标本；④儿童及肛门松弛者，操作时应将便盆置于臀下，以免沾污衣服。

970. 热熨法的注意事项有哪些？

答：（1）热证、实证、身体大血管处，皮肤有破损及局部无知觉者禁用。

（2）腹部包块性质不明及孕妇腹部忌用。

（3）热熨温度一般不超过70℃，年老和婴幼儿不超过50℃。

（4）随时观察皮肤有无潮红、水疱，如有烫伤，立即停止热熨，局部涂以烫伤药物。

第 五 章

院感知识

971.《医院隔离技术规范》中，临床医务人员在接触甲类传染病或按照甲类管理传染病时，躯干防护应选择哪种？

答：（医用）防护服。

972.《医院隔离技术规范》中，常见疾病的 3 种传播途径是什么？

答：接触传播、飞沫传播、空气传播。

973.《医院隔离技术规范》中，猩红热的主要传播途径是什么？

答：接触传播、飞沫传播。

974.《医院隔离技术规范》中，开放性肺结核的主要传播途径是什么？

答：空气传播。

975.《医院隔离技术规范》中，对接触传播疾病张贴的隔离标识颜色是什么？

答：蓝色。

976.《医院隔离技术规范》中，在感染性疾病病区建筑布局与隔离中要求，每间病室患者数量及床间距是多少？

答：不应超过 4 人，床间距不少于 1.1 米。

977.《医疗机构环境表面清洁与消毒管理规范》中，重症监护室属于哪种风险等级，对应清洁与消毒频次是什么？

答：高风险区域；≥2 次/日。

978. 根据《医院消毒卫生标准》要求，产房环境分类、空气及物表菌落要求的标准是什么？

答：Ⅱ类环境，空气菌落总数≤4 CFU/15 min·Φ90 皿，物表菌落数≤5 CFU/cm^2。

979.《医院消毒卫生标准》中，血液透析中心环境空气、物表菌落总数卫生标准是什么？

答：空气菌落总数≤4 CFU/（5 min·Φ90 皿），物表菌落数≤10 CFU/cm^2。

980.《经空气传播疾病医院感染预防与控制规范》中，空气传播疾病隔离要求疑似患者应如何安置？确诊的同种病原体感染的患者如何安置？

答：单人间（隔离）安置；可安置于同一病室，床间距不小于1.2米。

981.《医院隔离技术规范》中，病区分区布局中通常说的三区、两通道是什么？

答：三区：清洁区、潜在（半）污染区、污染区。

两通道：患者通道、医务人员通道。

982.《医院感染暴发控制指南》中，医院感染暴发是指医疗机构或其他科室内患者，短时间发生怎样的现象？

答：3例以上同种同源感染病例。

983.《医疗机构消毒技术规范》中，高、中、低度危险性医疗器材菌落总数要求是什么？手术器械、内镜、血压计分别对应哪类危险性医疗器材？

答：菌落总数要求如下：①高度危险性医疗器材无；②中度危险性医疗器材≤20 CFU/件（20 CFU/100 cm^2）；③低度危险性医疗器材≤200 CFU/件（200 CFU/100 cm^2）。

对应的器材如下：①手术器械属于高度危险性医疗器材；②内镜属于中度危险性医疗器材；③血压计属于低度危险性医疗器材。

984.《医院消毒卫生标准》中，油剂、干粉类消毒灭菌应首选哪种灭菌方式？

答：干热灭菌。

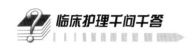

985.《医院消毒卫生标准》中，重复使用的氧气湿化瓶、婴儿暖箱水瓶、加温加湿罐等应选择哪种水平消毒（灭菌、高水平消毒、中水平消毒、低水平消毒），通常可使用多少浓度的含氯消毒剂？

答：选择高水平消毒，通常可使用 2000 ~ 5000 mg/L 的含氯消毒剂。

986.《医疗机构消毒技术规范》中，住院患者直接接触的床上用品如床单、被罩等，使用要求是什么？

答：一人一换，长期住院患者应每周更换，遇污及时更换。

987.《医院消毒卫生标准》中，描述紫外线强度照射指示卡监测方法是什么？

答：开启紫外线灯 5 分钟后，将指示卡放置于紫外线灯下垂直距离 1 米处，有图案的朝上，照射 1 分钟后，与标准色块比对颜色。

988.《医务人员手卫生规范》中，六步洗手法推荐的揉搓步骤涵盖哪些？

答：内、外、夹、弓、大、立。

989.《医务人员手卫生规范》中，卫生手消毒和外科手消毒的微生物学监测指标是什么？

答：卫生手消毒菌落数 $\leqslant 10\ CFU/cm^2$；外科手消毒菌落数 $\leqslant 5\ CFU/cm^2$。

990. WHO 手卫生指南中"两前""三后"指的是什么？

答：两前：接触患者前、无菌操作前。

三后：接触患者后、体液暴露后、接触患者周围环境后。

991.《医务人员手卫生规范》中，医务人员在什么情况下应先洗手，然后进行手消毒？

答：接触传染病患者的血液、体液和分泌物以及被传染性致病微生物污染的物品后。直接为传染病患者进行检查、治疗、护理或处理传染患者污物之后。

992.《医务人员手卫生规范》中，手卫生指的是什么？

答：医务人员在从事职业活动过程中的洗手、卫生手消毒和外科手消毒的总称。

993.《血源性病原体职业接触防护导则》中，发生针刺伤存在伤口时是如何处理的？

答：应当由近心端向远心端轻轻挤压，尽可能挤出损伤处的血液，再用肥皂液和流动水进行冲洗；禁止进行伤口的局部挤压。

994.《医院空气净化管理规范》中，病室进行终末消毒，选择喷雾法进行空气消毒的使用规范？

答：（1）消毒剂的选择：3% 过氧化氢或 5000 mg/L 过氧乙酸或 500 mg/L 二氧化氯等消毒液，20 ~ 30 mL/m^3。（2）作用时间：二氧化氯≥30 分钟，过氧化氢、过氧乙酸为 1 小时，消毒完毕，开窗通风。

995.《医院洁净手术部建筑技术规范》中，手术室 I 类（百级）洁净手术间，空气菌落的要求是什么？

答：手术区：0.2 CFU/（30 min・Φ90 皿）（5 CFU/m^3）。

周边区域：0.4 CFU/（30 min・Φ90 皿）（10 CFU/m^3）。

996.《医疗机构消毒技术规范》中，肌内、皮下及静脉注射、针灸部位、各种诊疗性穿刺等皮肤消毒的方法是什么？

答：（1）浸有碘伏消毒液原液的无菌棉球局部擦拭 2 遍，作用时间遵循产品说明。

（2）碘酊原液直接涂擦皮肤表面 2 遍以上，作用时间 1 ~ 3 分钟，稍干后再用 75% 乙醇脱碘。

（3）有效含量≥2 g/L 氯己定 – 乙醇溶液局部擦拭 2 ~ 3 遍，作用时间遵循产品说明。

（4）使用 75% 乙醇溶液擦拭消毒 2 遍，作用时间 3 分钟。

（5）复方季铵盐消毒剂原液擦拭消毒，作用时间 3 ~ 5 分钟。

（6）其他合法、有效皮肤消毒产品，按说明操作。

997.《病区医院感染管理规范》中，抽出的药液和配制好的静脉滴注用无菌液体放置时限是多久？

答：不超过 2 小时。

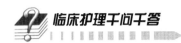

998.《病区医院感染管理规范》中，无菌棉球、纱布的灭菌包装一经打开使用时间是多久？

答：不超过 24 小时。

999.《病区医院感染管理规范》中，碘伏、碘酊、醇类等皮肤消毒剂（小瓶）连续使用时限是多久？

答：不超过 7 天。

1000.《疫源地消毒总则》中，鼠疫患者尸体医院内处理要求是什么？

答：5000 mg/L 含氯消毒剂或 5000 mg/L 过氧乙酸浸泡的棉花堵塞口、耳、鼻、肛门等自然孔穴，用上述消毒剂喷洒全尸，再用浸泡上述消毒剂的布单包裹尸体。